O Médico
e o Paciente

Dados Internacionais de Catalogação na Publicação (CIP)
(Câmara Brasileira do Livro, SP, Brasil)

Ismael, J. C., 1938-
O médico e o paciente : breve história de uma relação delicada / J. C. Ismael. – 2. ed. rev. e ampl. – São Paulo : MG Editores, 2005.

Bibliografia.
ISBN 85-7255-038-0

1. Doentes – Cuidados 2. Medicina – História 3. Médico e paciente I. Título.

05-1946

CDD-610.696
NLM-W 62

Índice para catálogo sistemático:

1. Médicos e pacientes   610.696

Compre em lugar de fotocopiar.
Cada real que você dá por um livro recompensa seus autores
e os convida a produzir mais sobre o tema;
incentiva seus editores a traduzir, encomendar e publicar
outras obras sobre o assunto;
e paga aos livreiros por estocar e levar até você livros
para sua informação e seu entretenimento.
Cada real que você dá pela fotocópia não autorizada de um livro
financia um crime
e ajuda a matar a produção intelectual.

J. C. Ismael

O Médico e o Paciente

Breve história de uma relação delicada

MG EDITORES

O MÉDICO E O PACIENTE
Breve história de uma relação delicada
Copyright © 2002, 2005 by J. C. Ismael
Direitos desta edição reservados por Summus Editorial

Capa: **Marcio Koprowski**

MG Editores
Departamento editorial:
Rua Itapicuru, 613 – 7º andar
05006-000 – São Paulo – SP
Fone: (11) 3872-3322
Fax: (11) 3872-7476
http://www.mgeditores.com.br
e-mail: mg@mgeditores.com.br

Atendimento ao consumidor:
Summus Editorial
Fone: (11) 3865-9890

Vendas por atacado:
Fone: (11) 3873-8638
Fax: (11) 3873-7085
e-mail: vendas@summus.com.br

Impresso no Brasil

"Só interessava a Ivan Ilitch saber se sua doença era grave, mas o médico desconversou. Do seu ponto de vista, tal questão, além de inútil, não estava em discussão, pois o verdadeiro problema restringia-se a uma decisão sobre probabilidades: um prolapso de rim, uma pneumonia, uma apendicite."

Trecho de A morte de Ivan Ilitch, *novela de Leon Tolstói publicada em 1886.*

SUMÁRIO

A mão estendida 9
O triplo exílio 11
O médico, instrumento de diagnóstico 13
Em busca da subjetividade perdida 15
A frustrante relação lacunar 17
Transcender a doença, uma obrigação 19

Introdução 23
A escalada do homem 27
A tableteca de Assurbanipal 35
Asclépios e a compaixão 39
Hipócrates e a razão 45
Galeno e o determinismo divino 51
Cristianismo e o retrocesso 63
Paracelso e a devoção 67
Vesálio e a reinvenção do corpo 71
O nascimento do paciente 75
Comunicação, o problema 81
O paciente médico 89
Confortar, escutar, olhar, tocar 95
Envolver-se ou não, eis a questão 101
Medicalização da vida e bioética 109
A morte no horizonte 123

Apêndice: Código de Ética Médica 129
Referências bibliográficas 147

A MÃO ESTENDIDA

Sempre me lembro de uma observação emblemática que, anos atrás, me fez um colega. Para ele, existem três tipos de médico: os que estudaram medicina, os que nasceram médicos e os que nasceram médicos e tiveram o privilégio de estudar medicina. Minha vida profissional tem, ao longo dos anos, reforçado essa tese: a arte de curar transcende o conhecimento científico e, por isso, prescinde do equilíbrio harmonioso entre o talento do profissional, sua formação e o "capital humano" que emana dos que têm uma vocação natural para curar ou amenizar os sofrimentos dos seus semelhantes. Quem nos procura cheio de expectativas, temores, receios e traumas passados, espera que consigamos mitigar os seus males. Nem poderia ser diferente: é do médico que o paciente espera a mão estendida que conforta e apóia. Consolar essa pessoa que sofre e pede atenção é tarefa que exige e requer do médico não apenas tempo e vontade, mas uma dedicação incondicional e uma férrea vontade interior. Nesse sentido é que costumo dizer que, além dos remédios, o médico tem "de se receitar", isto é, fazer parte integrante do tratamento, como se ele próprio fosse, quem sabe, o mais poderoso remédio que prescreve.

Penso que o médico possui um extraordinário poder de cura apenas com a sua presença. Não que se trate de um mágico ou um feiticeiro; é que emana dele um poder indefinido, capaz de transmitir a sensação de que as vicissitudes do paciente serão amenizadas. Mas que esse poder não seja ditatorial. Ao contrário: apesar do papel de Deus, que muitas vezes quase lhe é imposto, o médico precisa sentir-se na condição do doente, indefeso e vulnerável, para entender seus medos e suas angústias. Por isso, a relação médico/paciente é, por sua própria característica, uma das mais complexas que podem existir entre as pessoas. Para entendê-la é preciso desmistificá-la dos clichês que historicamente a transformaram num embate entre o poder do médico e a ignorância natural do paciente sobre os aspectos científicos da sua doença. Por essa razão, o médico deve explicá-la em termos simples e acessíveis para ter no paciente um parceiro da cura, e não um "objeto" ou um órgão doente.

Por tudo que o autor deste livro refletiu e pesquisou, suas argutas reflexões são um grito de alerta pela preservação de uma espécie em extinção: a figura do médico no seu sentido mais humano, aquele que nos visitava em casa e nos acalentava, e cuja imagem respeitável, amiga e confiável vem se despedaçando nos últimos tempos. Isso porque a frieza e o distanciamento entre médico e paciente provêm, em grande parte, do nosso sistema de saúde vigente, no qual não há sequer tempo para escutar o paciente, além do complicador que são as perversas condições oferecidas ao médico para a prática humanitária do seu ofício. Este livro é uma colaboração preciosa para entendermos a gravidade desse quadro e, assim, tentarmos mudá-lo com urgência.

Cláudio Basbaum
Professor doutor pela Faculdade de Ciências Médicas da Unicamp
Especialista em reprodução humana pela Universidade de Paris

O TRIPLO EXÍLIO

Algo muito importante deve ter sido feito por Hipócrates a ponto de, 25 séculos após seu nascimento, os médicos formandos ainda prestarem o juramento que leva o seu nome. Não foi pelas prescrições medicamentosas, à base de purgantes e sangrias, que ele é considerado pai da medicina ocidental, mas por tê-la tirado do terreno da magia e superstições religiosas. Ao afirmar que a natureza das doenças poderia ser conhecida por meio da observação meticulosa e contínua dos doentes, combinada com o uso da razão, estabeleceu as bases modernas do raciocínio clínico. Indo mais longe, ele também mostrou que esse conhecimento poderia ser aprendido e ensinado por meio do que chamou de "técnica médica", cujos fundamentos permanecem até hoje. Quem a domina tem, sobre o paciente, um poder enorme, pois faz que ele conte ao médico não apenas os seus sintomas como fatos íntimos que não dividiria com mais ninguém. O problema é que quanto mais se "tecniciza" a medicina, quanto mais máquinas se interpõem entre o médico e o paciente, maior é a necessidade de que essa relação seja humanizada.

Existe certo consenso entre os estudiosos na afirmação de que a primeira manifestação humana, germe da relação médico/paciente, seria a chamada "ajuda espontânea", exemplificada pelo carinho da mãe ao passar a mão na região dolorida do bebê, ou pelo ato do próximo que nos ajuda a levantar após uma queda. Sabe-se hoje que a ajuda espontânea vem deixando de ser tão espontânea assim, pois, como se concluirá da leitura deste livro, se a doença nos aproxima, ao mesmo tempo nos afasta de outros doentes, "exilando-os" para a sua dolorosa solidão.

Considero extremamente arguta a analogia do exílio do doente que faz Drew Leder no ensaio "Doença e Exílio" (em *Literature and Medicine* – vol. 9, pp. 1 a 11, 1990), com a alegoria da peça de Sófocles, *Filotectes*, escrita por volta do ano 408 a.C. e inspirada na lenda do herói da mitologia grega. Devido aos seus gritos de dor e à ferida fétida em sua perna, causada pela picada da serpente do santuário de Cresus durante a escala de suas naus em Tênedos, Filotectes é desterrado na ilha de Lemno pelos marinheiros. É abandonado quando mais necessita de apoio. A ilha de Lemno é usada por Leder como metáfora do que chama *tríplice exílio do mundo do doente*: o exílio do cosmo, do corpo e do mundo social. Porque, como às vezes não dá para "banir" a doença, equivocadamente se exila o doente no momento em que ele deseja ser resgatado, isto é, acalentado e aceito.

Como resgatar o exilado – o paciente acometido pela sensação de abandono – na sua relação complexa e freqüentemente assimétrica, sujeita à interferência de múltiplos fatores, com o médico? Como transcorreu a história da relação médico/paciente, como tem sido elaborada e assimilada, como tem sido praticada, como preservá-la de modo eticamente adequado? Respondendo a essas e outras indagações, este livro provoca o leitor, dando-lhe oportunidade de refletir sobre um tema sempre atual. Misto de cirurgião elegante e patologista preciso, seu autor passa um bisturi na historia, que percorre desde o ano de 4000 a.C. até nossos dias, expõe a superfície de corte, pinça o que de mais significativo existe, disseca o que é importante, propicia o diagnóstico e fornece as bases para a adequada avaliação do assunto tratado, que expõe com objetividade, erudição, estilo leve e fluente e fidedignidade histórica.

William Saad Hossne
Professor emérito (cirurgia e ética) e ex-diretor da Faculdade de
Medicina de Botucatu (Unesp)
Fundador e presidente de honra da Sociedade Brasileira de Bioética
Ex-reitor da Universidade Federal de São Carlos
Autor, entre outros livros, de *Vale a Pena ser Médico?*
(Moderna, 1985)

O MÉDICO, INSTRUMENTO
DE DIAGNÓSTICO

Nas últimas décadas, a medicina tem sido influenciada por diversos fatores: crescimento demográfico exagerado da população mundial, modificações geopolíticas em diversos países, revolução dos costumes advinda da globalização, explosão de conhecimentos alavancada pelo desenvolvimento dos meios de comunicação, em particular da internet, e o enorme avanço da tecnologia na prevenção, no diagnóstico e no tratamento das doenças. O aprimoramento dos exames complementares vem contribuindo para aumentar a acurácia diagnóstica, facilitando o trabalho do médico. Apesar de todo esse progresso, o instrumento diagnóstico, e muitas vezes terapêutico, mais importante de que o médico dispõe *é ele mesmo*, desde que seus conhecimentos e habilidades sejam utilizados com inteligência, critério e compreensão profunda do seu papel. Sua atitude interessada nas queixas do paciente, desde a entrevista inicial e durante todo o tratamento, é e sempre foi fundamental para o adequado exercício da sua profissão.

Na qualidade de docente, durante muitos anos, da disciplina Propedêutica na Faculdade de Medicina da Universidade de São Paulo, sempre enfatizei a importância da relação médico/paciente, indicando como referências bibliográficas textos de autores médicos. Fiquei, portanto, surpreso e curioso quando o autor deste livro, um escritor não-médico, me entregou os originais para ler. Mas a leitura do texto revelou a profunda sabedoria do autor e sua capacidade de transmitir idéias enriquecida por exaustiva pesquisa bibliográfica.

A oportunidade desta publicação é indiscutível, pois faz uma revisão histórica da vertente humanística da medicina, a que enfoca o doente, e não a doença. O assunto é relevante para quem nada leu sobre ele, e não menos importante para os que já o estudaram, em particular os profissionais da área de saúde, pois possibilita um aprofundamento necessário nas reflexões sobre a evolução do relacionamento dos médicos com seus pacientes desde a antigüidade até os dias de hoje, levando-os a refletir sobre a própria conduta profissional. É importante não esquecer que o médico, no seu relacionamento profissional, além de exercer suas funções baseado no conhecimento científico e nas suas habilidades adquiridas, não pode abdicar do lado humano do seu ofício, procurando ter empatia com o paciente, mesmo porque um dia o paciente poderá ser ele.

Antonio Américo Friedmann
Professor livre-docente pela Faculdade de Medicina da
Universidade de São Paulo
Diretor do Serviço de Eletrocardiografia do Hospital das Clínicas
da FMUSP

EM BUSCA DA SUBJETIVIDADE PERDIDA

Vejo com apreensão o fato de o volume de conhecimentos e a formação adquirida nas escolas de medicina distanciarem o profissional do sujeito que lhe traz a doença. Não há ganho sem perda. Não há passo à frente sem renúncia: talvez seja assim que possamos compreender e caracterizar os princípios que levaram ao extraordinário desenvolvimento da medicina a partir de meados do século 19. O que se perdeu progressivamente, à medida que a ciência avançava, foi o espaço da subjetividade. A relação médico/paciente, binômio tão vulgarizado que hoje chega a parecer quase esvaziado de sentido, transformou-se numa relação entre a instituição médica e a doença. O médico tornou-se em grande medida um veículo de escoamento das tecnologias e novidades farmacológicas mais recentes.

Por outro lado, convivemos com um paradoxo: as conquistas indiscutíveis da ciência, a cura de um número crescente de doenças e o prolongamento do tempo médio de vida seguem, passo a passo, com a busca crescente de terapêuticas que sobrevivem e proliferam à margem do conhecimento oficial. Na verdade, essa é uma história que remonta aos primórdios do nascimento da medicina ocidental. A escola de Hipócrates deu o primeiro passo nessa direção ao propor que se passasse a uma observação atenta dos fenômenos da natureza na busca da etiologia das doenças. A partir do século 17, a ruptura proporcionada pelo pensamento cartesiano operou a separação entre

15

sujeito e objeto e ancorou a medicina num projeto ambicioso, junto às ciências exatas, de modelo matemático.

Nasceu a medicina botânica, classificatória, em que tudo aquilo que se referia ao sujeito doente – a queixa, a história, o ambiente – devia ser descartado. As doenças passaram a ser estudadas como entidades naturais, destacadas de quem as abrigava, como uma espécie animal ou uma planta. A clínica que oferecia um espaço à escuta transformou-se na clínica limitada ao olhar. No século 19, o positivismo introduziu a necessidade de se estenderem os dados empíricos ao maior número possível de indivíduos. Instituiu-se a ciência dos grandes números, das populações, das estatísticas.

O cuidado e a desconfiança com que um médico escolhe um colega de profissão para tratá-lo evidencia que cada um deveria se perguntar com mais seriedade sobre o desejo que o levou à escolha profissional. Para que tivéssemos medicina mais ética, seria fundamental que o curso médico passasse por diversas transformações. Dentre elas, que o médico lesse mais livros *sobre* medicina em vez de apenas livros *de* medicina, que se implantasse o estudo de outras ciências humanas e que os alunos se debruçassem sobre livros como este que o leitor tem agora nas mãos. Seu autor, por meio de uma síntese da história da medicina, nos conduz às diversas concepções de saúde e enfermidade e da posição ocupada pelo médico na instituição oficial e no imaginário social. Acompanhando esse percurso, podemos compreender como chegamos aos dias atuais, em que o doente cedeu o lugar à patologia. Por isso, a partir do reconhecimento de nossos desejos e expectativas impõe-se uma reformulação, um reposicionamento do ensino e da prática desta que deveria ser a mais nobre e ética das atividades humanas, cujo desvirtuamento este livro expõe e para o qual propõe os primeiros passos para sua correção.

Paulo Schiller
Pediatra, psicanalista e tradutor, é autor de
A Vertigem da Imortalidade: Segredos, Doenças

A FRUSTRANTE RELAÇÃO LACUNAR

A história mostra que, anjo ou demônio, em função dos seus êxitos ou fracassos, a figura do médico é sempre controversa, conforme cada cultura se relaciona com a doença e a morte. No apogeu do Império Romano, lidar com ferimentos, pústulas e excreções orgânicas – a prática médica usual – era ofício reservado aos escravos, enquanto os nobres e os cidadãos de primeira classe prefeririam as artes marciais. O prestígio da medicina e dos médicos começa a ser recuperado na Idade Média, quando epidemias devastaram a Europa e o temor da morte, dada a sua ocorrência coletiva, ganhou um realismo até então nunca experimentado. Modernamente, a importância desta matéria é tão grande e tão polêmica que as melhores faculdades de medicina do Brasil e do exterior a incluíram no seu currículo. Se até psiquiatras e psicólogos têm profundas divergências teóricas e práticas sobre como lidar melhor com os pacientes nas diversas situações em que se apresentam, o que se dirá dos clínicos?

Quase sempre os pacientes, cujo corpo, essa caixa de ressonância de emoções, apresenta queixas intraduzíveis por palavras, são encaminhados a psiquiatras ou psicólogos menos por discernimento científico do que pela crença não confessada de que esses profissionais se ocupam de coisas nebulosas e inconsistentes. Por outro lado, grande parte dos psiquiatras, dependendo da sua formação, só valorizam a química do cérebro, enquanto muitos psicólogos só dão importância às manifestações conscientes dos sujeitos, desprezando toda a gama de emoções inconscientes. Outro grupo, visto com suspeita pelos precedentes, enfatiza demais aspectos inconscientes, produzindo interpretações até fantasiosas, sem qualquer resultado prático.

Nunca é demais lembrar que a percepção do médico, sua capacidade de captar os "estados da alma", precede sua formação acadêmica e transcende seu conhecimento científico. Isso distingue o grande médico dos técnicos em medicina: muitos cirurgiões, habituados a lidar com a concretude do corpo, podem ser mais sensíveis aos sofrimentos da alma do que psicólogos ou psiquiatras. Em contrapartida, psiquiatras de boa formação limitam-se a encaminhar o paciente ao balcão da farmácia, esperando comodamente aliviá-lo com psicotrópicos, impacientes que são em escutá-lo.

Sem um legítimo interesse pelo paciente, o médico manterá com ele uma frustrante relação lacunar, fazendo que procure mitigar seus males por meio das "terapias alternativas", como homeopatia, "florais de Bach", acupuntura e outros procedimentos marginais nos quais espera encontrar conforto. Neste magnífico ensaio, o autor discorre sobre os múltiplos aspectos do problema, partindo da perspectiva do paciente que recorre ao médico. Com seu estilo fluente e elegante de escritor experiente, fascina com a quantidade de informações e demonstração de sólida erudição. Pelas reflexões que suscita este texto conciso mas precioso e instigante, merece tornar-se um catecismo para estudantes de medicina e um livro de cabeceira para os médicos, além de ser leitura obrigatória para todos os que foram e vierem a ser pacientes.

Zacaria Borge Ali Ramadam
Livre-docente e professor associado do Departamento de Psiquiatria da Faculdade de Medicina da Universidade de São Paulo

TRANSCENDER A DOENÇA, UMA OBRIGAÇÃO

Exerça seu ofício olhando para o paciente, como diz o autor deste livro, como um outro de si mesmo. Só assim o médico poderá incorporar à sua visão da medicina o clássico preceito humanista no atendimento ao paciente: "a sua dor é a minha dor; a sua morte é a minha morte" e que constitui a essência da *Ars curandi* hipocrática. Essa identificação, porém, só alcançará a plenitude da perfeição se estiver sob o domínio de Eros, indispensável para enriquecer o saber médico com manifestações de respeito, ternura e compaixão pelo paciente.

É indiscutível a importância de o profissional da saúde empenhar-se em "transcender" a doença e buscar, por trás das suas manifestações, o indivíduo que sofre e que precisa ser confortado com o mesmo empenho que o dedicado ao combate da doença com o uso de armas corretas. Infelizmente, com a popularização dos psicofármacos, médicos e clínicos vêm receitando-os indiscriminadamente, quando a atitude correta desses profissionais deveria ser a de orientar o paciente a buscar ajuda com psicoterapeutas,

19

da mesma forma como estes, deparando com possíveis distúrbios comprovadamente somáticos, devem encaminhar os seus portadores a especialistas.

Por outro lado, ao longo de quase quatro décadas de vivência profissional, venho ouvindo inúmeras queixas de pacientes, inconformados com a insensibilidade humana com que seus médicos clínicos encaram suas queixas. Em vez de escutá-los, prestam-lhes um atendimento padrão distante, como se a doença fosse um acontecimento fechado em si próprio, pouco importando a tensão e a angústia da *pessoa* que os procura. Na maioria das vezes a medicina de hoje se restringe a exames, relegando a semiologia a plano secundário, deturpando a natureza quase sagrada da relação médico/paciente. Carecem os profissionais que a praticam não só de uma visão humanista do seu ofício, mas também de noções básicas de psicologia que certamente os ajudariam a separar a doença do doente e, com isso, résgatá-lo da sensação de inferioridade perante o mundo que a doença naturalmente desperta. A indiscutível importância deste livro reside no fato de abordar temas como os aqui referidos com objetividade e argúcia, valendo-se o autor de rico material bibliográfico e de recorrentes registros históricos, proporcionando ao leitor uma obra de rara oportunidade que lança nova e intensa luz sobre as regiões sombrias dessa sempre desafiante e "delicada", como a define o título deste livro, relação entre o médico e o paciente.

Heládio A. Miziara
Membro da Associação Brasileira de Psiquiatria, da Sociedade Psicanalítica do Rio de Janeiro, da Sociedade de Psicologia da América Latina e da Associação Psicanalítica Internacional

"Na relação com os pacientes, o médico deve riscar as palavras arrogância e presunção de seu dicionário. O atendimento atencioso e digno é fundamental." / "O médico é diretamente responsável pela obtenção da cura ou, às vezes, inadvertidamente, pelo insucesso do tratamento. Por isso, deve sempre dedicar toda atenção ao paciente e jamais executar qualquer ato médico para o qual não esteja devidamente preparado." / "Jamais entendi o exercício da medicina como sacrifício, mas sim como uma missão."

Daher Elias Cutait (1913-2001), médico e professor paulista,
em Um Médico, uma Vida (Mandarim, 2000)

"A postura imprópria dos médicos tem muitas nuanças, mas uma das mais nefastas é a arrogância com que o profissional trata o paciente, o qual obviamente desconhece os aspectos técnicos da medicina. A falta de humanidade do médico cria uma distância muito grande entre ele e o paciente, impede a comunicação e deixa o enfermo numa situação de inferioridade que simplesmente agrava sua posição já desvantajosa causada pela própria doença. A pessoa doente precisa de amparo, e não de demonstração de conhecimentos técnicos e de arrogância." / "A importância do aspecto humano no relacionamento médico/paciente é inquestionável, mas freqüentemente descuidada."

Protásio L. da Luz, médico e professor paulista,
em Nem só de Ciência se Faz a Cura (Atheneu, 2001)

"A suprema qualidade do médico é tanto o seu amor pela humanidade como a dedicação incondicional ao paciente: nisso reside grande parte do sucesso do tratamento."

Frances Weld Peabody, médico americano,
em The Care of the Patient, *título da conferência proferida em 1927 aos estudantes da escola de medicina de Harvard*

"Nós, que desejamos curar as feridas dos nossos pacientes, também somos feridos: essa é, afinal, a essência do nosso relacionamento."

David Hilfiker, médico americano, em Healing the Wounds, *Creighton University Press, 1999*

"O paciente não deseja apenas receber o melhor e mais moderno tratamento, ele também precisa desesperadamente daquele amigo fora de moda que o médico sempre personificou, em cujo modelo vocês devem se inspirar."

Gunnar Gundersen, ex-presidente da American Medical Association, no discurso de saudação aos novos alunos da Strich School of Medicine da Loyola University de Chicago, em 7 de junho de 1962

"É tão importante conhecer a pessoa que tem a doença como conhecer a doença que a pessoa tem."

Sir William Osler, lendário médico canadense (1849-1919)

INTRODUÇÃO

Nas décadas de quarenta e cinqüenta, período em que morei em São José do Rio Preto, cidade do Noroeste paulista, os dias se espreguiçavam por tórridos verões lavados por chuvas curtas e pesadas que arrancavam das ruas de terra batida suspiros de perfumes almiscarados. Naquele cotidiano sem urgências, o conceito de vizinhança incluía uma doce cumplicidade. Logo após o entardecer, amenizado o estio, cadeiras eram levadas para as calçadas pelos moradores das casas. Sentados nelas, e nas que dividiam com vasos de antúrios o piso de ladrilhos vermelhos dos alpendres, conversavam sobre o progresso dos filhos, as últimas aventuras culinárias, a previsão do tempo. Poupadas da destruição intelectual e emocional que seria promovida nas gerações futuras pelas sacerdotisas louras com seus sacanas programas pseudo-infantis de televisão, as crianças jogavam peteca e amarelinha, pulavam corda, empinavam pipas coloridas, disputavam campeonatos de ioiô, bilboquê e pião, ou simplesmente sentavam no meio-fio para contar os poucos automóveis da cidade que passavam com seus passageiros acenando como se estivessem chegando de um planeta distante.

O *poder* sobre aquelas sociedades provincianas, e por elas aceito pacificamente, era exercido por uma tríade: o juiz de direito, o bispo e o médico de família. Espécie de sacerdote laico, este último conhecia a intimidade da vida doméstica, partilhava pequenos segredos, problemas, alegrias e tristezas e, principalmente, escutava com atenção as queixas do paciente, confortava-o com gestos e palavras e, ao integrar a família no tratamento, tornava-a cúmplice produtiva do processo. Quando nos visitava, atendendo nosso chamado, fazia-se anunciar pelo som hoje inimaginável do bater palmas. Copos de limonada surgiam do nada e o aroma do café fumegante sendo coado incensava a casa. Sua presença transmitia a sensação de proteção mágica, a de que, com ele presente, a doença e a morte encontrariam um adversário imbatível e, como tal, abençoado pela imortalidade. Por isso, sua morte significava uma incompreensível ruptura na ordem natural das coisas, um imperdoável cochilo divino.

Na biblioteca da minha casa, despedindo-me da adolescência, um título me chamou a atenção, aqui recordado como a minha primeira leitura sobre o assunto tratado neste livro. Ao percorrer as primeiras páginas de *Doutor, aqui está o seu chapéu — Autobiografia de um médico de família*, que depois descobri ser uma das leituras prediletas do meu pai, tive a sensação de que o autor fora testemunha invisível da cena doméstica onde minha família e os médicos se relacionavam, tal a fidelidade com que a descrevia. Joseph Ambrose Jerger, cirurgião americano de origem australiana (que preferia ser chamado de médico de família), deixara um tocante inventário do seu meio século de trabalho iniciado num distrito rural do estado de Iowa. Escrito com ironia e humor rebelde, contém passagens deliciosas, alinhavadas por uma crítica feroz às especializações numa época em que mal engatinhavam, — e só neste detalhe pode-se acusar o livro de datado. Sua dedicação integral aos pacientes, aliada à paciência em escutá-los e confortá-los constitui um relato apaixonado e apaixonante de uma vida dedicada intensamente ao ideal hipocrático da medicina como expressão máxima da bondade, o *primum non nocere*.

Voltemos, porém, à planície da realidade: onde encontrar, hoje, o humanismo de Jerger (não confundir com paternalismo), se a cultura médica ocidental continua a privilegiar a doença em vez do doente? Como esperar que o médico, obrigado a acumular dois ou mais empregos e a aceitar a baixa remuneração dos planos de saúde, possa dedicar-se a cada paciente como se ele fosse o único? Como fazer o médico, que conquistou prestígio e ostenta uma vida econômica folgada, diplomas e títulos por seu notório saber, dedicar-se a cada paciente como se ele fosse o único? Nenhum profissional que entrevistei soube dar uma resposta satisfatória, mas muitos afirmaram que o médico também tem o direito de esperar que o paciente seja atencioso, instruído e colaborador. Têm razão, como também tem o paciente que sai do consultório carente de conforto, entregue à sorte de uma receita rabiscada às pressas. Por isso, ao pretender narrar a história, mágica sob muitos aspectos, da relação do médico com o paciente — ou do paciente com o médico, se se preferir — pretendi manter o tom expositivo. Mas é indisfarçável a nostalgia pelo modelo humanista dessa relação que marcou minha infância e adolescência, e que guardo na memória: cenas de cor sépia esmaecida que teimam em manter a nitidez.

J.C.I.

São Paulo, inverno de 2002

A ESCALADA DO HOMEM

É experiência dramática a leitura de textos sobre antropologia. Ela nos ensina que somos o último estágio de uma sucessão de continuidades e rupturas que começou a ser rascunhada nas brumas de um passado inescrutável, e questionam nossa arrogância em imaginar que habitaremos a Terra para sempre. Se tem sido a extinção, e não a perpetuação, o destino das espécies, por que com a nossa será diferente? No contexto religioso explicar a origem e o destino da humanidade é mais cômodo porque se trabalha com dogmas, inquestionáveis para quem neles acredita. A busca se complica quando investigamos nosso passado na profanidade da vida terrena: afinal, quando poderemos apontar com segurança quem foram os nossos pais primordiais? Provavelmente nunca, mas a investigação dos mistérios da vida jamais será abandonada, pois sempre haverá alguém, cientista ou não, a indagar como o poeta inglês Thomas Hardy no poema famoso: *Por que será, por que será que estamos aqui?*

Para os estudiosos da biologia evolucionária, as dúvidas continuam sendo maiores que as certezas. Um dos fatos menos questionados é o surgimento de uma desconcertante diversificação inicial na escala da evolução. Porém, chamar de *inicial* o que se *desconhece desde o começo* é simplificação irresponsável, embora inevitável. Convencionou-se, por isso, datar o início da linha evolutiva (que terminou no *Homo sapiens sapiens*, surgido há cerca de 100 mil anos) entre 9 e 15 milhões de anos, com a descoberta na Índia de vestígios do *Ramapithecus* (daí o nome: *rama*, divindade hindu e *pithecus*, macaco, em grego) e cuja reconstrução corporal, baseada em precários fragmentos de fósseis, só pode ser completada com grande dose de imaginação. A partir dele, começa um intrigante vazio evolutivo de 3 a 4 milhões de anos, verdadeiro quebra-cabeça para os arqueólogos. A aceitação de que a nossa história familiar começa com o *Ramapithecus* é controversa: para muitos, ele não é ancestral nem dos macacos atuais nem do homem moderno, mas o representante de uma terceira linhagem, desaparecida sem deixar descendentes.

As subseqüentes e variadas ramificações de hominídeos contrariam a idéia fixa dos primeiros pesquisadores da evolução em simplificar numa linha reta as descobertas já feitas. Ainda que essas ramificações também sejam questionáveis, nossos parentes mais próximos parecem ser o *Homo erectus* (desaparecido há 500 mil anos e provável herdeiro, em linha reta, do *Homo habilis*, o primeiro do gênero homem, por volta de 2 a 2,5 milhões de anos mais velho) e o *Homo heidelbergensis*, que deixou de existir há menos de 200 mil anos. A presença do homem moderno na Terra, cuja idade geológica é estimada em 4,5 bilhões de anos, é recentíssima na escala arqueológica. Se comprimirmos nossa permanência no planeta em 60 minutos, nós, os únicos macacos pelados sobreviventes das inúmeras espécies de macacos então existentes, constatamos que estamos aqui há apenas oito centésimos de segundo, desde que ocorreu a bifurcação da linhagem que nos livrou dos pêlos e da cauda, acontecimento creditado a uma característica exclusiva que nos permitiu, digamos assim, *trocar de destino.* Mas se nos consola o fato de saber que nossos antepassados não eram macacos, somos obrigados a conviver com a constrangedora certeza de ter, com eles, um ancestral comum.

A habilidade dos nossos longínquos ancestrais, dos quais surgiria a linhagem homo, consistia na fabricação de toscos instrumentos de pedra e vasilhas. Também devemos a eles a *coragem* de abandonar o território ocupado pelas florestas que se estendiam da África ocidental à Eurásia, cada vez mais reduzidas e inóspitas por causa de severas mudanças climáticas, e de competir com outros animais terrestres. Lembra o zoólogo inglês Desmond Morris que quando mudaram de ambiente, os antepassados do macaco pelado (o homem) enfrentaram um futuro sombrio, pois precisavam ser melhores em alguma coisa: melhores assassinos que os carnívoros ou melhores pastadores que os herbívoros. Embora a *opção* feita por eles possa não ter sido a melhor, nos orgulhamos da evolução que nos conduziu à quebra do átomo, à construção de foguetes espaciais e à decifração do código genético. Morris, cético assumido, acha essa história emocionante, mas o macaco pelado, por mais deslumbrado que esteja com suas criações, continua a ser, em muitos aspectos, um primata irracional, violento e assassino. Ai de nós, a biografia do homem não é exatamente uma história de bons companheiros.

O homem é um animal especial por ser dotado da consciência da morte e de um sistema moral e ético, o que não significa que sempre viva de acordo com ele. Sua ancestral vocação fratricida continua pulsando, indiferente à dor e ao sofrimento causados pelas guerras, revoluções, atentados terroristas e discriminações de toda espécie. Contudo, sanguinário ou dócil, intolerante ou compassivo, orgulhoso ou humilhado, vencedor ou derrotado, esse primata será sempre atormentado por uma orfandade trágica. Até a reconfortante teoria que permite identificar nosso mais próximo ascendente — o caçador-coletor homem de Neandertal — vem sendo questionada. Somos, decididamente, personagens sem biografia de uma história que provavelmente não passará de um rascunho borrado, escrita por um autor desconhecido. Um dos mais provocantes antropólogos do século passado, o americano Loren Eiseley, reafirmando as origens incertas do homem, lamenta o seu final indefinido: "Tudo que as ciências arqueológicas e antropológicas podem fazer é pôr diante do homem um cristal um tanto defeituoso e dizer: foi assim que você surgiu, estes são os perigos que ameaçam agora; em algum lugar, vagamente vislumbrado a distância, está o seu destino...Você é uma criança trocada. Está ligado, por uma cadeia genética, a todos os vertebrados e carrega no corpo e no cérebro as feridas doloridas da evolução."

Oriunda da sobrevivência dos mais aptos (termo cuja definição satisfatória está longe de obter um consenso), a seleção natural é o ponto central da teoria de Charles Darwin, enriquecida, nos últimos anos, por novas descobertas da genética. Ela determina que os organismos ajam exclusivamente em seu próprio interesse e prazer, lutando para aumentar a representatividade dos seus genes em detrimento dos seus companheiros menos capazes. O que equivale a dizer que o aparecimento da civilização humana ocorreu graças a um longo processo do exercício do egoísmo, enquanto sua perpetuação deve-se precisamente ao fato de ele ter sido controlado eticamente em nome de um bem maior, a biofilia, a continuidade biológica. Na corrida evolucionista a palavra *ética* soa estranha, mas como afirma o americano Robert Wright, Darwin não parece ter-se torturado por muito tempo com o conflito entre a "moralidade" da seleção natural e a sua própria, pela simples razão de que a primeira termina onde a segunda começa. Ao longo dos últimos cem anos, desconstruídas ou contestadas, as teses do autor de *A origem das espécies* deixaram marca indelével na biografia da raça humana, o mesmo que Sigmund Freud fez com a descoberta do inconsciente dessa raça. Embora Darwin e Freud aceitem a agressividade e o individualismo como parte inexpugnável da natureza humana, para o pai da psicanálise as civilizações só foram viáveis porque refreamos nossos instintos de conservação primitivos e bárbaros, *deformando-nos* em seres altruístas, sentimento cuja ausência está na base da evolução biológica proposta por Darwin, que, por sinal, passou à História quase contra a vontade. Ele publicou sua teoria evolucionista em 1859, vinte e um anos após tê-la formulado, não apenas porque julgava uma heresia afirmar que a humanidade poderia ser estudada como integrante do mundo animal, mas porque soube que outro naturalista inglês, A.R. Wallace (um dos cientistas mais injustiçados da história), estava prestes a publicar a sua.

O paleontólogo e biólogo evolucionário americano Stephen Jay Gould, morto no apogeu da sua profícua carreira, faz uma provocadora leitura crítica da teoria evolucionista de Darwin. O leitor atento das suas obras certamente concorda que, para ele, a evolução gira fundamentalmente em torno de um *saber orgânico*, ou seja, os organismos estariam *condenados* a desenvolver diferentes estratégias de sobrevivência, em função da diversidade ambiental em que vivem ou passem a viver, o que o leva a questionar em que medida Darwin está certo em não equacionar evolução com progresso, e confuso ao definir o seu conceito de aptidão. A evolução, estudada dessa maneira, principalmente pelos sociobiólogos modernos como o americano Edward O. Wilson, dá novo fôlego à teoria darwinista porque reforça a importância da sinergia entre o meio ambiente e o progresso evolucionário, mas nenhuma teoria evolucionária nos ajuda a dissipar as brumas das nossas origens. Um dos capítulos mais eletrizantes da evolução humana está no nascimento da consciência. Ao tentar captar-lhe o significado no contexto antropológico, esbarramos numa dúvida: a consciência (ou razão, da qual decorre) é um fenômeno surgido como conseqüência natural da evolução do gênero homo — o *logos* aristotélico —ou foi graças à sua manifestação que tal evolução ocorreu? Procurando uma resposta satisfatória para esta pergunta, o neurologista português António Damásio propõe a hipótese da existência do que chama "consciência central", nascida nas regiões arcaicas do cérebro, graças à qual nasceriam os processos cognitivos responsáveis pela sobrevivência da raça humana. É desnecessário ir muito longe, ou muito fundo, para encontrar uma definição satisfatória do fenômeno da consciência, sem recorrer a elucubrações filosóficas, éticas ou psicológicas e a conotações políticas que lhe conferem significados de acordo com modelos reducionistas. Consciência significa um saber concomitante (*con/scientia*) sobre a própria existência física e psíquica e as sensações que ela, num dado momento, recebe e transmite. Neste sentido é que Stephen G. Gould a chama de "uma extraordinária invenção evolutiva".

A primeira manifestação da consciência remonta ao momento da escalada do homem em que ele manteve sob controle a própria natureza selvagem para garantir o futuro da espécie, enveredando para um conhecimento novo — e assustador — de si próprio. Esse conhecimento, identificado com o nascimento da razão, contribuiu decisivamente para que os humanos pudessem sobreviver a si mesmos e ocupar o lugar de senhores — e predadores

— da Terra. A partir da irrupção da consciência surgiram questionamentos primitivos, um tosco rascunho especulativo que viria a ser a base do pensamento abstrato e do homem como "animal moral". Mas que experiência terrível deve ter sido para os nossos ancestrais descobrir a sua impotência diante da doença, da dor de um ferimento e da inevitabilidade da morte. Não há registros dessa experiência primordial porque só por volta do final do neolítico (cerca de dez mil anos atrás) a humanidade passa a ter uma biografia mais ou menos conhecida, que inclui, no campo médico, supostas técnicas rudimentares de trepanação.

Outra providência era o afastamento dos doentes da comunidade, intolerante com seus gritos de dor e com o trabalho que davam. O antropólogo escocês James G. Frazer registra que o rito de afastamento e transferência praticado por povos primitivos assolados por epidemias persiste na cultura de muitos deles, estando viva a idéia de transferir a doença para uma única pessoa, um animal ou um objeto, desterrando-o em seguida para local afastado e assim derrotá-la. Lembremos que magia, superstição, a força dos conciliábulos e um difuso sentimento místico e religioso foram os precursores dos modernos placebos, só se diferenciando deles por serem as únicas opções possíveis de tratamento.

Assim, com milênios de uma pré-história sóciocultural desconhecida e de uma proto-história registrada em documentos incompletos, esparsos e imprecisos, é difícil imaginar a cena na qual nossos ancestrais se defrontaram com a doença e a morte, eventos que na aurora do homem provavelmente não eram vistos com naturalidade como as variações climáticas ou a alternância dia/noite, integrados que deveriam estar (a suposição tem dose exagerada de harmonia ecológica?) com as manifestações da natureza. Por sua vez, sítios arqueológicos na África, relativamente bem conservados, sugerem a prática de rituais de oferenda, provavelmente para acalmar a ira de um aterrador poder desconhecido manifestado pela doença.

É certo que esse poder não teve na magia um parceiro exatamente eficaz. É certo também que, ao longo de milhares de anos, incontáveis espécies desapareceram, dizimadas por outras ou simplesmente foram extintas, enquanto chegamos até aqui sem sabermos como, mas o heroísmo (se é esta a palavra correta) dos nossos ancestrais é indiscutível. Eles conseguiram migrar para sobreviver em ecossistemas cuja hostilidade ia de variações climáticas brutais à dominação de predadores, além de precisarem adaptar-se a novas cadeias alimentares. E quanto à maneira com que lidavam com a doença? Os primeiros registros relativamente confiáveis de tratamentos datam do fim do século 4º a.C., mas como transcorreu esse capítulo da história da humanidade nos milênios anteriores ainda é — e provavelmente sempre será — um mistério, embora alguma coisa possa ser estudada graças à determinação de um rei assírio.

A TABLETECA DE ASSURBANIPAL

O conceito de civilização — oposição à barbárie e adoção de padrões sociais e culturais próprios de cada povo, de uma organização produtiva do trabalho e do exercício do autocontrole – começa a ser esboçado na região geográfica conhecida com o nome de Mesopotâmia. Localizada entre os rios Tigre e Eufrates, nela começam a florescer e a se suceder, a partir do ano 4000 a.c., diversos povos, entre eles os da Babilônia e da Suméria. É nela, há aproximadamente 5.500 anos, que a escrita cuneiforme começa a ser exercitada. Sua prática durou aproximadamente dois mil anos: consistia no sistema de escrita com o uso de um estilete para gravar marcas em forma de cunha (daí o nome) em tabletes de argila úmida que, depois de secos, eram guardados em locais nem sempre protegidos. Felizmente, uma grande quantidade deles escapou da má conservação e da ação de vândalos, constituindo a única fonte de conhecimento da história, cultura e costumes daquelas civilizações. Poucos, porém, trazem informações sobre as práticas médicas. Entre as mais importantes estão as registradas na tableteca de Assurbanipal, o último dos grandes reis da Assíria, região situada ao norte do rio Tigre, que reinou entre 669 e 633? a. C. e que passou à História como hábil e sanguinário estrategista bélico e apaixonado defensor da cultura do seu povo.

35

No seu suntuoso palácio de Nínive, Assurbanipal preservou milhares de tabletes desenterrados de sítios arqueológicos da região. A maior parte desses registros foi destruída num incêndio do qual se salvaram cerca de vinte mil. Seiscentos deles, sobre práticas médicas e cirúrgicas, e que comprovam que a medicina é quase tão antiga quanto a civilização, foram traduzidos pelo paleontólogo inglês Reginald Campbell Thompson no início da década de 20 do século passado. Mais recentemente foi publicada a tradução de centenas de outros tabletes, muitos apenas fragmentos, também relacionados com o tratamento de doenças, seus diagnósticos e prognósticos. Um dos mais importantes textos médicos mesopotâmicos consiste em quarenta desses tabletes: neles são descritas, com detalhes, a cautela e a sensibilidade com que se produziam os diagnósticos, alguns surpreendentemente parecidos com os procedimentos modernos.

Mas se a maioria dos diagnósticos baseava-se em probabilidades, digamos, racionais, a origem das doenças repousava em antigas crenças que a ligavam a entidades supernaturais, cada uma responsável por determinado órgão do corpo. O paciente era visto como o campo de batalha onde as forças do mal o faziam sofrer, enquanto as do bem, representadas pelo *ashipu* e pelo *asu* lutavam — muitas vezes em conjunto, e em outras um exercendo a função do outro — para curar o doente, tarefa que não lhes era privativa: o historiador grego Heródoto (484?-425? a.C.) registra que na Babilônia qualquer pessoa se considerava médico, oferecendo conselhos, rituais e receitas de ervas a quem quisesse, e que subsistem até nossos tempos com o nome de tratamentos alternativos. No ramo, digamos, profissional, se o *asu*, uma espécie de feiticeiro ou mágico, fracassasse, entrava em cena o *ashipu*, especialista na aplicação de emplastros de ervas, raízes e gordura animal revestidos de um tecido especial, técnica relatada no provavelmente mais antigo registro médico descoberto (2100 a.C.). O *ashipu* e o *asu* prestavam atendimento na casa dos doentes, com quem passavam a morar na condição de empregados, só os deixando se melhorassem ou viessem a morrer. Como se vê, o tratamento médico domiciliar não é exatamente uma invenção moderna.

Quando praticadas ao ar livre, o principal local escolhido para as "consultas" costumava ser a proximidade das margens dos rios, local considerado sagrado pelos habitantes da Mesopotâmia e, portanto, fonte de energia espiritual, a parceira primordial da missão de curar. Transferindo esses dois personagens para a cena moderna, é fácil constatar que a convivência entre as chamadas curas milagrosas e o tratamento científico das doenças persiste. Parentes de doentes graves, por mais instruídos e racionais que sejam, submetem seus entes queridos a tratamentos "espirituais", na tentativa, legitimada pelo desespero, de mantê-los longe o maior tempo possível da ganância da morte, e durante esse embate não se deve sequer pronunciar seu nome para não atraí-la.

A preocupação com a qualidade do atendimento médico na Babilônia está também presente no célebre código decretado pelo despótico rei Hammurabi (1792?-1750 a.C.). Preocupado com o sofrível desempenho dos cirurgiões do reino, estipula severas penalidades pecuniárias e físicas aos maus médicos, embora seu conceito de justiça fosse muito peculiar: se o doente pertencesse à realeza ou à aristocracia econômica, e morresse durante uma cirurgia, o responsável era punido com a amputação da mão, mas se o morto fosse um escravo, o médico continuaria sendo bímano, teria apenas que comprar outro serviçal para o proprietário. Todavia, o soberano demonstrou um tipo de sensibilidade que faz dele o precursor da medicina social, ao fixar os honorários dos médicos, pagos apenas quando eles obtinham a cura, de acordo com a condição econômica do paciente. Infelizmente, a recuperação de textos médicos de outras culturas do período é praticamente nula. Ignora-se, portanto, se existiam procedimentos diferentes além dos registrados nos tabletes coletados por Assurbanipal. Mesmo encobertos por espessa bruma de suposições, os primórdios da medicina na Mesopotâmia registram, como vimos, o conforto espiritual dado ao doente. Esse consolo tem sua origem nos rituais místico-religiosos, cuja prática constituiria o ideário asclepiano, marco zero da história da medicina ocidental.

ASCLÉPIOS E A COMPAIXÃO

É com Asclépios que nasce a *Ars curandi*, a arte de curar, ou de tratar. Asclépios é o deus da medicina, o que não deixa de ser significativo, pois nem de longe estimulava a sua prática como ciência, mas como consolação e escuta do doente, dimensão que pelo menos no Ocidente se encontra praticamente esquecida. Em Atenas, o santuário a ele dedicado situava-se no sopé do penhasco sul da Acrópole. De Roma (com o nome de Esculápio), seu culto foi transferido para uma ilha do rio Tibre, no ano 293 a.C., por causa de uma grave epidemia de peste. Conhecer o mito de Asclépios (para alguns estudiosos ele teria realmente existido), ajuda-nos a compreender o papel do médico no ramo místico da antiga cosmovisão grega, berço da civilização ocidental. Filho de Apolo e de Coronis, foi educado por Quíron, o recluso e imortal filósofo-centauro da Tessália, célebre pela amplitude dos seus conhecimentos sobre música, ética, filosofia e medicina. Uma das filhas de Asclépios, Higiéia, personifica a saúde, daí o termo *hígido=saudável*. As lições de medicina, com nítidos matizes mágicos, místicos e filosóficos que Asclépios recebe de Quíron giram em torno da *consolação*, cuja prática é apregoada como fundamental para a cura do doente. Os ensinamentos foram tão aproveitados que Asclépios teria ressuscitado os mortos, despertando a ira de Zeus, que o fulmina com seus raios. O médico imaginado por ele, modelo de equilíbrio, sensatez e sabedoria, deve amenizar a solidão do doente que, desesperado com as mazelas da sua condição, precisa ser reconduzido ao conforto do convívio humano. Sua influência perdurou na medicina do mundo helênico durante séculos e só começou a declinar a partir do século 7º a.C., início do Iluminismo grego.

A serpente, cuja troca anual da pele simbolizava o poder dos mortos e o rejuvenescimento, desempenhava um papel importante no culto a Asclépios. Do seu inseparável cajado, com uma serpente entalhada à sua volta, originaria o caduceu do médico. Entre os vários centros de culto a ele dedicados, o mais célebre foi o de Epídauros, onde os pacientes pernoitavam em templos de grande beleza em busca da cura que ocorria enquanto dormiam, ou, então, a maneira de alcançá-la lhes era revelada em sonhos. Encenados com grande dramaticidade, atingiam o clímax quando o sacerdote aproximava o réptil dos doentes para lamber-lhes os ferimentos com a promessa de curá-los. Há controvérsia sobre a lisura de como esses "tratamentos" eram conduzidos. Muitos historiadores sustentam que os sacerdotes asclepianos não passavam de consumados charlatães que narcotizavam os doentes fazendo-os crer que estavam na presença do deus e, com isso, os influenciavam a ponto de se sentirem curados. Se for verdade, podem ser considerados precursores dos irresponsáveis programas "religiosos" da mídia eletrônica, que devem ao anúncio enganoso de curas milagrosas o seu milionário sucesso comercial.

De qualquer forma, a interpretação dos cultos a Asclépios pode ser feita em dois níveis distintos e complementares: o da força sinérgica do poder curativo da sugestão, em razão do grande número de pessoas reunidas com o mesmo objetivo, e o da importância conferida aos doentes, os quais tinham o direito a uma entrevista particular com o sacerdote, que os escutava com atenção. No *Banquete*, Platão registra uma arguta interferência de Eriximaco, que era médico, sobre a arte da medicina praticada na época: "Belo e conveniente é dedicar obediência ao que em cada corpo há de bom e de saudável e é isso que se chama medicina; e inversamente é feio e pernicioso submeter-se ao que há nele de mau e doentio: é contra isso que o médico orienta a sua atividade (...) A sabedoria do médico consiste em provocar o nascimento da amizade entre os maiores inimigos recíprocos e opostos existentes no corpo: o frio e o quente, o amargo e o doce, o seco e o molhado, e assim por diante. Foi precisamente por haver alcançado esse ideal, por ter conseguido estabelecer a concórdia entre esses contrários, que Asclépios, nosso antepassado, fundou a nossa Arte segundo contam os poetas, e no que eu firmemente acredito (...) A medicina, portanto, encontra-se sujeita ao império desse deus."

Eriximaco nada mais fez que enaltecer a necessidade *médica* da busca da harmonia e da concordância entre contrários, ideal muito caro à filosofia grega antiga, e do qual Heráclito, com sua noção de impermanência, foi um dos expoentes. Lembremos, ainda, que para os gregos o médico era também um filósofo (os exemplos de Aristóteles, Pitágoras e Alcmaeon de Crotona são emblemáticos), pois a filosofia – e sai sua expressão maior, a retórica – estava, de maneira geral, enraizada no ideal humanista que rejeitaria naturalmente a "ditadura" da medicina. Por sua vez, a missão do filósofo era comparada à do médico, com ênfase para a exortação socrática de que tanto a alma como o corpo devem participar igualmente na eliminação das impurezas: a primeira ajudada pelo filósofo, e o corpo, pelo médico que deve incentivar o paciente a participar ativamente da cura, ou seja, da purificação de si mesmo. Uma passagem do *Fedro*, de Platão, é de transcrição obrigatória para ilustrar esse "parentesco":

Sócrates: Com a arte da retórica se passa mais ou menos a mesma coisa que com a medicina.

Fedro: Como assim?

Sócrates: Deves pensar, naturalmente, que as duas artes se distinguem uma da outra pela natureza do seu objeto: uma se relaciona com o corpo, a outra com a alma. Tens de levar isso em conta se quiseres — não só pela prática e por meio de regras empíricas, mas de acordo com a Arte — dar a um saúde e força, ministrando-lhe remédios e alimentos, e a outro infundir a convicção de que desejas torná-lo virtuoso mediante discursos e argumentos legítimos.

Fedro: Sim, é muito provável.

Sócrates: E acreditas que seja possível conhecer a natureza da alma sem conhecer o universo?

Fedro: Se dermos crédito a Hipócrates, um asclepiano, nem sequer o corpo se pode conhecer sem tal método.

Embora em nenhum momento se encontre em Platão a reprodução de um diálogo onde haja uma referência explícita ao papel do paciente na relação com seu médico, não se deve esquecer que no centro das discussões filosóficas da época estava em discussão a importância do *indivíduo*, que se sucedia à das questões cosmológicas. O indivíduo (que para muitos estudiosos "nasce" com o elogio a Sócrates feito por Alcibíades no *Banquete*) passa a ser concebido como uma *realidade concreta e única* e, neste sentido, oposto à expressão genérica *ser humano*, oriunda das idéias dos sofistas nas quais as individualidades ocupam lugar secundário. E assim permaneceriam até que a cosmovisão grega admitisse que o significado ontológico do indivíduo para a coletividade é tão importante como o desta para ele. A doença era vista, neste contexto, como uma perturbação no delicado equilíbrio do *espírito* e do *corpo* da coletividade, necessário para manter o ideal supremo de saúde, sinônima de *sabedoria*, sem a qual a sociedade perderia a razão de existir, dando lugar à anarquia e ao caos. Não é por outro motivo que, ao associar a distorção desse ideal ao desprezo com que os atenienses desdenhavam do poder de Eros, Aristófanes, na resposta a Erixímaco, pede a sua reavaliação: "Se o conhecessem [verdadeiramente] haveriam de construir-lhe os templos mais magníficos e os altares mais suntuosos (...) porque ele é, dentre as divindades, o maior amigo dos homens: presta-lhes grande auxílio e procura servir-lhes de médico na cura de doenças cuja completa extinção significaria a maior de todas as felicidades."

"Que ninguém nada empreenda contra Eros!": ao se referir à divindade como parceiro indispensável na derrota das doenças, Aristófanes reivindica ao amor compassivo uma importância fundamental — e que viria a ser, com o passar do tempo, desprezada — na relação do médico com o paciente. Desde que surgiu nas teogonias gregas arcaicas que explicam o nascimento da Terra, o mito de Eros sofreu incontáveis e equivocadas banalizações, a principal delas a que o confina à atração sexual. O mito de Eros, apropriado por Aristófanes, refere-se a Gaia, a Grande Mãe Terra, geradora das raças divinas, e não ao filho de Hermes e Ártemis (o Cupido replicado pelos romanos) e, como tal, à existência de uma força primordial na manutenção da ordem do universo e na perpetuação vigorosa das espécies. Sem essa força, teria ocorrido a dissolução irreversível da ordem cósmica e, com ela, de todas as formas de vida.

Muitos séculos transcorreram antes que a religião, a magia e a superstição cedessem lugar, nas práticas médicas, à consolação *laica* dos doentes. São precursoras, neste sentido, as referências encontradas nos poemas épicos *Ilíada* e *Odisséia*. Atribuídos ao poeta grego Homero, e escritos cerca de 700 anos a.c., valorizam a coragem da intervenção dos heróis mortais no Olimpo e questionam a primazia dos deuses de dispor ao seu belprazer do destino dos homens, responsabilizando estes pelo cuidado de si próprios e dos seus semelhantes. Ao mencionar na *Ilíada* (uma narrativa do sangrento cerco de Tróia) dezenas de ferimentos, descrevendo meticulosamente os fatais e os de possível tratamento, Homero ressalta que consolar os feridos é tão ou mais importante que o tratamento a eles dispensado por Macáon e Podalírio, filhos de Asclépios, guerreiros e médicos do exército grego. A cena estava pronta para receber alguém que "consolidasse" as teorias homocêntricas de Asclépios, retirando-lhes qualquer componente mágico. É quando surge Hipócrates.

HIPÓCRATES E A RAZÃO

Pouco se sabe da vida de Hipócrates (460 a.c.? – 370 a.c.?), havendo até dúvida de que tenha realmente existido, e se é o autor de muitos escritos a ele atribuídos e reunidos pelos estudiosos sob o título de *Corpo Hipocrático*, coleção de conselhos e exortações para os praticantes das artes médicas. Supostamente nascido na ilha de Cós, na costa da Turquia, teria morrido em Atenas com idade avançada, depois de uma vida dedicada ao ensino da medicina clínica. É considerado o pai da ciência do prognóstico e do diagnóstico, e sua influência é tão forte que seus célebres *Aforismos* faziam parte dos currículos das escolas de medicina até fins do século 19. Apesar de muitos deles serem de difícil interpretação, são repetidos até hoje, menos como verdades científicas do que como exortações éticas, filosóficas e espirituais que constituíam os ideais da chamada escola de Coan. Um dos mais conhecidos é "A vida é breve, a Arte (da medicina) demora a ser aprendida, a oportunidade é passageira; a experiência, perigosa; o julgamento, difícil." Entre seus opositores, os integrantes da escola de Cnidus eram os mais inflexíveis: recusavam a idéia de separar os sintomas do diagnóstico e do prognóstico, pois para eles a doença era um acontecimento encapsulado em si mesmo, endógeno, devendo, por isso, ser tratada somente a partir dos sintomas,

45

ignorando-se a personalidade, as características físicas e os antecedentes da saúde do paciente.

Revolucionário progressista, principalmente por sua determinação em negar qualquer espécie de causa sobrenatural e de punição divina no aparecimento das doenças, Hipócrates deu ênfase ao exercício da razão e à observação do paciente, e insurgiu-se contra as explicações para a natureza dos procedimentos serem feitos por especulações *a priori*, ou seja, não sujeitos a nenhum controle ou prova, base do tratamento médico da época. É também reconhecido por ter intuído as teses do monge austríaco Gregor J. Mendel sobre a responsabilidade da genética na transmissão de doenças hereditárias. Polêmico, defendia seus argumentos com cáustica ironia. Desmistificou a epilepsia, conhecida como a *doença sagrada*, a que supostamente manifestava a ira divina por meio do pobre paciente: "Ela é tão sagrada como qualquer outra doença, tem uma causa natural que só os ignorantes teimam em não admitir." Como notam Franz Alexander e Sheldon T. Selesnick, Hipócrates é considerado o pai da medicina não apenas porque aplicou a ela as especulações dos filósofos, mas também e principalmente porque as combinava com observações feitas à beira da cama do doente, a quem escutava com atenção. É fácil imaginar o impacto das suas opiniões nos meios pseudocientíficos da época que, além de não verem no doente *uma pessoa*, debitavam o fracasso no tratamento à força inescapável e imutável do destino, conceito que o inconsciente coletivo grego — e responsável pela época de ouro da dramaturgia trágica do país — levou às últimas conseqüências.

Num dos seus textos, *Dos ares, das águas, dos lugares*, Hipócrates demonstra uma admirável, para a época, preocupação com a repercussão do meio ambiente na saúde das pessoas, recomendando que para a saúde ser preservada, a escolha da alimentação, do trabalho e do local da moradia deve ser cuidadosa. Critica, ainda, a busca obsessiva e indiscriminada de formas de tratamento de qualquer tipo de manifestação que possa sugerir uma doença, lembrando que muitas vezes a natureza do próprio paciente, se submetida a dieta apropriada e a abstenção de drogas, é o seu melhor médico. No ideário hipocrático, o paciente é o foco de toda atenção, dedicação e respeito, devendo o médico abster-se da prática de qualquer procedimento que possa prejudicá-lo. Este e outros compromissos, que incluem a proibição da prática do aborto, sintetizam preceitos éticos que o formando em medicina se compromete respeitar, e conhecido como o *Juramento de Hipócrates,* a seguir transcrito.

"Eu juro, por Apolo médico, por Asclépios, Higiéia e Panáceia, e tomo por testemunhas todos os deuses e todas as deusas, cumprir de acordo com minhas forças e inteligência a promessa que se segue: estimar, tanto quanto a meus pais, aquele que me ensinou esta Arte; repartir com ele meus bens e ajudá-lo nas suas necessidades; considerar seus filhos como meus próprios irmãos; ensinar-lhes esta Arte, se desejarem aprendê-la, sem remuneração e nem compromisso escrito; fazer participar dos preceitos, das missões e de todo o resto do ensino, os meus filhos, os de meu mestre e os discípulos inscritos sujeitos aos regulamentos da profissão, e a ninguém mais. Prescreverei os regimes para o bem do doente segundo o meu poder e entendimento, nunca para causar dano ou mal a alguém. A ninguém darei remédio mortal, nem conselho que induza à destruição. Do mesmo modo, não darei a nenhuma mulher uma substância abortiva. Conservarei imaculada minha vida e minha Arte. Não praticarei a talha (*bisturi*), nas pessoas calculosas (que têm *litíase*), deixando essa operação para os especialistas nesta Arte. Entrarei nas casas para o bem do doente, mantendo-me longe de todo o dano voluntário e de toda a sedução, sobretudo longe dos prazeres do amor, com as mulheres ou com os homens livres ou escravizados. Aquilo que no exercício da profissão ou fora dele e no convívio da sociedade eu tiver visto ou ouvido, que não seja preciso divulgar, eu conservarei inteiramente secreto. Nunca me servirei da profissão para corromper os costumes e favorecer o crime. Prometo que, ao exercer a Arte de curar, me mostrarei sempre fiel aos preceitos da honestidade, da caridade e da ciência. Se eu cumprir este juramento com rigor, que me seja dado gozar da vida e da minha profissão, honrado para sempre entre os homens; se eu dele me afastar ou infringir, o contrário aconteça."

A leitura atenta desse texto mostra que sua base filosófica está na aplicação da *techné*, conceito que na Grécia antiga permeava os vários campos da atividade humana, e do qual Sócrates se apropriou para expor seu ideal de virtude = conhecimento como a expressão máxima do saber. De acordo com a premissa da *techné*, para que as profissões, a *Ars medica*, inclusive, pudessem ser exercidas em toda a sua excelência e plenitude, era fundamental que unissem a prática à teoria e que refutassem a "informação" das aparências, indo à essência das coisas. Mas era também necessário que essa aliança implicasse a obrigação de se levar o exercício do agir humano à quintessência de si mesmo, numa dependência explícita do mundo dos valores, exatamente o que Hipócrates prega: um compromisso inarredável com a humildade e com a ética que, ao regular a relação entre os indivíduos, exclui a prepotência hierárquica e toda espécie de dominação.

Uma das principais contribuições de Hipócrates, enfatiza o médico inglês Richard Gordon, foi mostrar que a aplicação prática da medicina clínica resulta apenas da observação inteligente: "Como o que importa é o homem doente, não as teorias sobre a doença, a atenção deve estar voltada para o paciente, bem como para o ambiente que o cerca", mas para ele, Hipócrates foi um "ancestral desastroso, ao reivindicar a autoridade inquestionável em relação ao paciente", do qual espera receber submissão absoluta. Esse tipo de submissão também foi proposto por Sócrates, que no *Político* afirma que, sendo o médico "aquele que sabe", tem o direito incontrastável de mandar no paciente. Hipócrates protagoniza muitas lendas. Uma delas, especialmente saborosa, conta que, por ter sido um profissional tão competente, é fulminado com um raio por Plutão (epíteto ritual de Hades, rei do inferno), furioso por ver diminuir a população do seu reino. Cerca de seis séculos transcorreriam até que um personagem da importância de Hipócrates surgisse na história da medicina. Seu nome é Galeno.

GALENO E O DETERMINISMO DIVINO

Os estudos de Aristóteles sobre biologia, anatomia comparada e embriologia têm grande importância histórica, mas não se deve esquecer que por volta do ano 300 a.c. floresceu em Alexandria uma escola médica liderada por Herófilo e Erasístrato, os quais, dissecando o corpo de prisioneiros mantidos vivos o maior tempo possível, impulsionaram o estudo sistemático da anatomia e da fisiologia, apesar de continuarem reféns de crenças antigas como as de que os nervos fossem tubos pelos quais corressem fluidos e que os pulmões e o coração respirassem por meio das artérias. Naquela época, a intensa rivalidade cultural entre Roma e Grécia emperrou o avanço científico das pesquisas sobre o funcionamento do corpo humano, sempre "lido" como uma máquina movida por uma relação rígida entre causa e efeito. O papel do paciente neste contexto mecanicista não tinha relevância, pois a doença era considerada um evento que dizia respeito exclusivamente aos fatores enigmáticos que quebravam a harmonia no funcionamento dos órgãos. Essa concepção permanece imutável durante muito tempo, até o enciclopedista latino e nobre romano Aulus Cornelius Celsus publicar, por volta do ano 30, oito estudos intitulados *De Re Medicina* (na verdade, um verbete de sua enciclopédia), provavelmente os primeiros a enfatizar a importância de individualizar o paciente na fase do diagnóstico das doenças e que incluem provavelmente as primeiras reflexões sobre distúrbios mentais. Esquecido durante muito tempo, seu trabalho, redescoberto no século 15 pelos médicos florentinos e logo adotado pelas principais universidades européias, tem também valor histórico por ser a primeira obra do gênero publicada com o uso do sistema de tipos móveis de Gutenberg.

Entre os pensadores gregos que nos dois primeiros séculos da era cristã conquistam prestígio e fortuna em Roma, o mais importante é Claudius Galeno (130?-200?). Nascido em Pérgamo, na Ásia Menor, desde jovem dedica-se ao estudo da filosofia platônica e estóica (deve-se a ele a preservação de preciosos fragmentos de textos présocráticos), e é particularmente atraído pela teoria do conhecimento de Epicuro centrada na experimentação exaustiva e sistemática dos fatos observados, metodologia que transpôs para o estudo da medicina. Com expressiva bagagem cultural, e convencido de que somente com a ajuda da filosofia o homem pode conviver com a sua angustiante, porque sempre insatisfeita, sede de transcendência, Galeno volta-se para assuntos mais imanentes. A medicina é um deles, tendo deixado uma centena de tratados sobre o assunto de autoria comprovada (outros trezentos têm a autenticidade questionada). Richard Gordon lamenta que, embora sua contribuição seja imensa, um dos seus traços mais marcantes foi o autoritarismo: achando que tinha resposta para tudo, estabeleceu o padrão de personalidade para a profissão que até hoje persiste. Por outro lado, o primado do racionalismo na medicina foi defendido por Galeno porque o teria importado da lógica, talvez a sua principal paixão.

Depois de viagens pelo Oriente, muda-se para Roma em 170, torna-se médico do imperador Marco Aurélio e logo conquista admiradores e inimigos com idêntico passionalismo. Personagem controverso, mas de indiscutível importância na história da medicina e do pensamento, em Galeno — um dos mais prolíficos escritores do seu tempo — convivem o cientista pragmático, o filósofo estóico e o religioso monoteísta. Sem dar trégua ao obscurantismo das seitas médicas que proliferam, disputando entre si a prática de tratamentos irracionais, revoluciona grande parte do que se sabia sobre fisiologia, principalmente ao demonstrar que as artérias transportam sangue, e não ar, como se ensinava havia mais de quatrocentos anos. Na época, a dissecação de corpos humanos era proibida, o que o leva a formular teorias a partir de exames de cadáveres de porcos e macacos, aumentando a polêmica em torno do seu nome, pois era inadmissível para seus inimigos (entre os mais furiosos estavam os cristãos) que o corpo humano, feito à semelhança de Deus, pudesse ter as mesmas características fisiológicas dos animais.

Os historiadores são unânimes em afirmar que a anatomia galênica tem dois pontos vulneráveis: o apego à filosofia religiosa e a insistência em validar suas teorias a partir da dissecação de animais. Sua tese de que o corpo humano é semelhante ao de mera máquina, dublê da que existe nos animais, foi tão contestada como a que atribuía a montagem dessa máquina ao determinismo divino, responsável, segundo ele, pela harmonia e precisão do seu funcionamento. A grandeza do seu criador estaria na sabedoria com que se dedicou aos detalhes, mantidas as características próprias de cada um deles, para uni-los na obra perfeita da engenharia divina que descreve em *Os usos das partes do corpo humano.*

Porém, apesar da sua inegável visão humanista, Galeno dá pouca importância à pessoa do paciente, para ele um conjunto de órgãos sem outra finalidade a não ser mantê-lo vivo, e submetido a um poder superior inexplicável e amedrontador. Essa visão mecanicista do homem, completada por um paradoxal viés espiritual, seria incorporada por muitas escolas de medicina da Idade Média, época em que o controle das informações, exercido pelo fundamentalismo cristão, amordaça a divulgação das já tímidas pesquisas científicas.

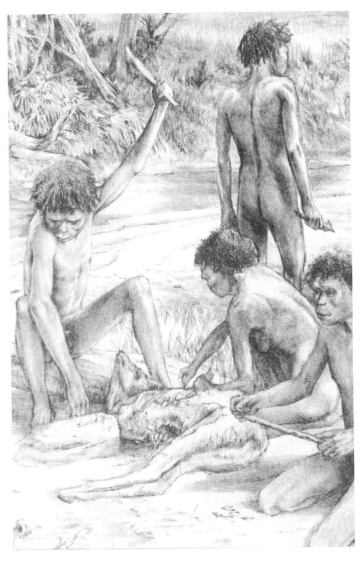

Não sabemos como nossos longínquos antepassados lidavam com a morte e com a doença, mas parece não haver dúvida de que as atribuíam a forças sobrenaturais, cuja fúria tentavam acalmar com rituais de oferenda e com o sacrifício de animais.

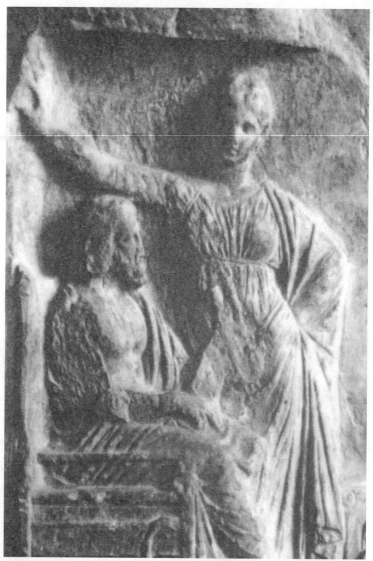

Asclépios, o deus da medicina e sua filha Higiéia, personificação da saúde. Nos centros de cultos a ele dedicados, o tratamento consistia basicamente em aliviar as mazelas dos doentes demonstrando por eles compaixão e respeito.

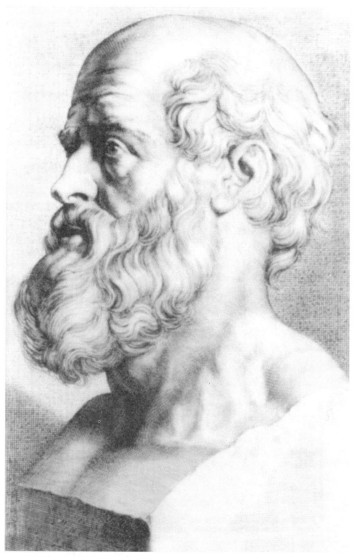

Ao negar qualquer causa sobrenatural às doenças, Hipócrates estabelece as bases racionais de tratamento ao mesmo tempo em que exorta a prática da medicina como o exercício de uma ética rigorosa.

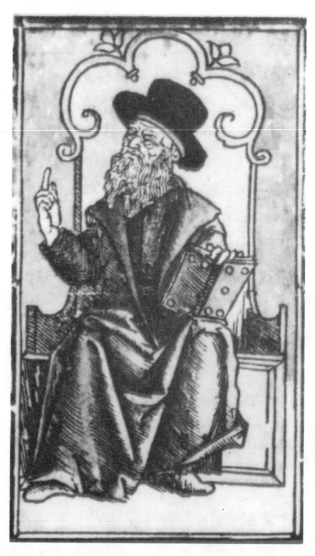

Apesar de dar pouca importância ao doente como pessoa, Galeno combate o reacionarismo que impedia o progresso médico do seu tempo. Religioso e amante da lógica, defende a experimentação científica sistemática em lugar da improvisação vigente.

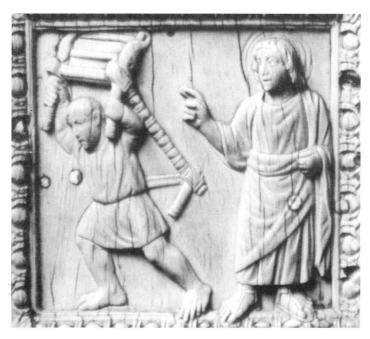

Com a divulgação de curas milagrosas feitas por Jesus, como a de um paralítico, o cristianismo primitivo contribui para manter a medicina na esfera do sobrenatural, desestimulando qualquer outro entendimento sobre as causas e tratamento das doenças.

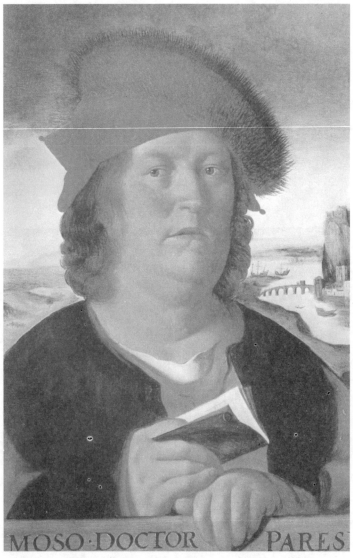

Paracelso é uma das figuras mais exóticas e provocadoras da história da medicina. Para ele, o tratamento do doente é a prática por excelência da alquimia mística, e como tal deve ser exercido com devoção e dedicação plenas.

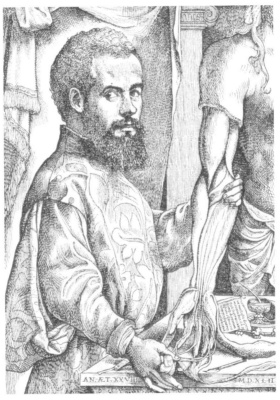

Ao propor o estudo científico da anatomia humana por meio da observação direta, libertando-a das descrições imprecisas dos tratados da época, Vesálio também insurgiu-se contra as superstições que impediam o respeito à individualidade do doente.

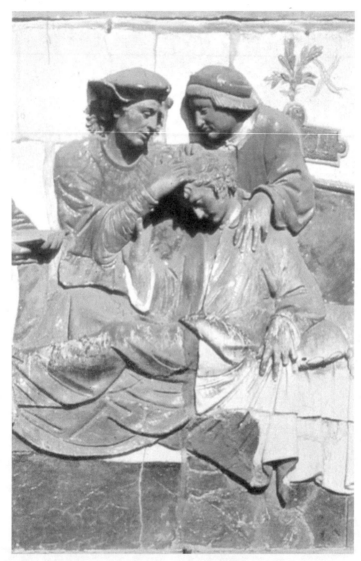

Somente no alvorecer da Renascença o *doente* começa a ser considerado *paciente*, isto é, um indivíduo cujos sofrimentos precisam ser purgados pelo médico não só com a prescrição de remédios, mas com o conforto e o acolhimento.

CRISTIANISMO E RETROCESSO

Os primeiros séculos do cristianismo não contribuíram para individualizar o tratamento do doente, em termos essencialmente médicos. Ao contrário, a doença, vista como punição divina transmitida de geração a geração, deixava-o entregue à própria sorte, amargando a espera por um milagre como simples coadjuvante dos próprios infortúnios. Aterrorizado por suas mazelas, ele se convertia, sinceramente ou não, à fé cristã em busca do alívio prometido. O curioso é que, no Novo Testamento, onde são narradas diversas curas — ou promessas de cura — pela fé, os que afirmam ser *curadores* lamentam, como o apóstolo Paulo (Atos 14:8-10; 16:18; 19:11-12), que esse poder não se estende a si próprios. O Antigo Testamento reforça a idéia de que nenhuma cura é possível sem a participação divina, como se lê, entre outras passagens, no Êxodo (15:26), Salmos 1 (47-3 e 103:3), Jeremias (17:14), e principalmente no cap. 38 do Eclesiástico, em que o papel do médico é valorizado por ser uma criação de Deus e paradoxalmente eleito como algoz de quem não respeita os ensinamentos divinos: "Aquele que peca na presença de quem o criou, virá a cair nas mãos do médico."

Tendo conhecimento das práticas médicas "ímpias" na Grécia, e temerosos de sua divulgação, os primeiros líderes cristãos desestimulam ainda mais o estudo científico da medicina. Eventuais progressos nesta área poderiam enfraquecer a propaganda de curas milagrosas, um dos pilares da promoção e sustentação da nova religião, ávida por exaltar os feitos milagrosos de Jesus, como o de ressuscitar os mortos, narrados no Novo Testamento pelos evangelistas. Basicamente, os cristãos primitivos consideravam a medicina uma prática satânica alimentada pelo paganismo grego, daí a repulsa aos medicamentos de qualquer espécie, pois eles também eram um produto do mal. Certamente milhares de vidas se perderam por causa dessa postura obscurantista. Vistos como subpessoas, os doentes eram objeto de desprezo e repulsa. O leproso, portador de uma doença que se tornaria paradigmática como personificação das forças do mal, só se curava se fosse beneficiário de um milagre vindo do próprio Jesus (Mateus 8:1-13; Lucas 17:11-19) ou de um dos seus apóstolos (Mateus 10:8). Jesus ainda apresenta-se como "médico" dos enfermos, ou seja, dos pecadores (Mateus 9:12). Durante muito tempo doença e pecado foram sinônimos. Essa perversa sinonímia costuma ressurgir de tempos em tempos: o aparecimento da Aids não foi apontada pelos fundamentalistas religiosos como uma punição exemplar e merecida aos homossexuais?

Afirmando que o corpo humano estava à mercê de forças malignas que causavam as doenças, a Igreja elege santos protetores, a quem os fiéis deviam pedir ajuda e proteção para os órgãos afetados: Erasmo, das entranhas; Brás, da garganta; Lourenço e Fiacre, das costas; Apolônia, dos dentes; Brígida, dos olhos etc., enquanto as próprias doenças eram exorcizadas com a invocação de outros santos: Vito, para a cólera, Antônio para erisipela etc. Aos santos gêmeos Cosme e Damião, decapitados em 303, é atribuída a primeira operação de transplante, a troca da perna ulcerada de um homem branco pela sadia de um negro.

Devido à influência direta do cristianismo, no mundo ocidental o paciente como pessoa não tinha lugar no embate entre o profano e o sagrado, uma vez que era mero joguete dos interesses eclesiásticos. O irônico é que muitos progressos registrados no mundo árabe, ou arabinizado como a Espanha, deveu-se à absorção de conhecimentos dos gregos e romanos divulgados por sábios muçulmanos e judeus. Dois persas, os muçulmanos Razes (865?-923?) e Avicena (980-1037), e um judeu, Maimônides (1135-1204), contribuíram com preciosas reflexões sobre ética médica e inspiraram o programa racional da primeira escola de medicina, estabelecida em Salerno, na Itália meridional, por volta de 1200, e que propunha a abolição sumária dos tratamentos com base no conforto religioso defendido pelo cristãos reacionários.

É fácil constatar o paradoxo do duplo vínculo na maneira como o emergente fundamentalismo cristão avaliava os doentes: se de um lado eram vistos como pessoas, pois do contrário seriam indignos de merecer o milagre da cura, de outro sua individualidade era negada, na medida em que nada mais significavam do que justiçados alvos da ira divina, e neste sentido eram coisificados. A idéia de que a doença é mais importante que o doente prevalece arraigada na mente ocidental. Uma das explicações para essa avaliação equivocada deve-se ao desvirtuamento que ciclicamente sofre a prática do autêntico humanismo, reduzido até a insanidade de justificar regimes políticos totalitários.

Essa intolerância tem raízes no medo de que a valorização do indivíduo possa ser multiplicada a ponto de se transferir para a massa, temor primevo e constante do poder dominante. Anulada a individualidade, a massa não tem meios de se organizar e nem razão de ser: como propõe Elias Canetti, dentro da massa o indivíduo tem a sensação (ilusória) de que consegue ultrapassar os limites da própria pessoa. Somente no acender das primeiras luzes do Renascimento a história das individualidades, anuladas na longa noite da Idade Média, começa a ser reescrita, e no campo médico a importância dada à pessoa começa a ser discutida sob uma perspectiva ética, vale dizer "humana", até então desprezada. A valorização do paciente como pessoa alcança com Paracelso uma dimensão inédita.

PARACELSO E A DEVOÇÃO

Theophrastus Bombastus von Hohenheim (1493?-1541) é uma das figuras mais exóticas e fascinantes da história da medicina. Nascido no cantão suíço de Einsiedeln, adota ainda jovem o nome de Philippus Aureolus Paracelsus, provavelmente para sugerir que era (ou se sentia) mais importante que o já citado Aulus Cornelius Celsus, cujos textos sobre a importância da medicina científica faziam muito sucesso no seu tempo. É possível que seu pai, médico, o tenha incentivado a interessar-se pela profissão, mas a inquietação intelectual e o repúdio pelo ensino convencional levam-no a abandonar o curso formal, passando a viajar compulsivamente pela Europa sem destino certo, e a conviver com mineiros do Tirol, cujos males trata com mapas astrológicos e inalações de ervas. Suas pesquisas e idéias foram expostas num tratado considerado pioneiro sobre a doença ocupacional. De volta à Basiléia, em 1526, contratado para proferir palestras na universidade local, é acolhido com frieza pela maioria do corpo docente e com desconfiança pelo discente. Intrigas promovidas por inimigos levam-no a ser preso na Alemanha, quando chegava para proferir mais um dos seus polêmicos cursos.

Paracelso foi um censor furioso e imprevisível. Praticante de um pomposo estilo teatral, começa as palestras, carregadas de vitupérios, rasgando e queimando livros de

Galeno e Avicena, para ele odiosos retrógrados. Sua linguagem próxima da histeria causava horror aos que ele chamava de "contempladores de urina e dos acadêmicos mistificadores". Os tratamentos que prescreve, e que já contavam com muitos seguidores, eram baseados principalmente na interpretação cristã da teoria holística dos neoplatônicos, para os quais, tendo a vida humana e a arquitetura do cosmo uma origem comum (o filósofo francês René Descartes avalizaria, cem anos depois, essa idéia), a doença significa o resultado de uma ruptura entre essa ligação primordial, que nem mesmo a morte consegue romper: ao contrário, transforma-a em eterna. Sua carreira de professor dura pouco e ele retoma as viagens pela Europa, morrendo em Salzburgo, onde se refugiara após a morte de um paciente em condições misteriosas e desprezado pela comunidade científica da época. Entre os seus principais tratados estão *Paramirum*, *Paragranum* e *De Ente Veneni*, este último uma espécie de dicionário sobre medicamentos e alimentos impróprios para a saúde.

Paracelso defende a idéia de que a prática médica, em vez de se restringir pura e simplesmente à prescrição de remédios, só atinge a excelência quando o tratamento — a alquimia mística — é exercido com devoção incondicional e desinteressada, e com a consciência do poder das forças misteriosas da natureza humana responsáveis pela sua unidade sistêmica, mas, ao mesmo tempo, pela diversidade que faz de cada pessoa um *sujeito* único e insubstituível. Para ele, o médico ideal "é aquele que deve possuir percepção espiritual, conhecimento espiritual e força espiritual... essas qualidades pertencem não ao que é humano no homem, mas à luz do espírito que nele brilha". Considerava a Arte da medicina, que chamava "a mãe de todas as filosofias", um dom que não pode ser herdado nem estudado em livros, pois é uma profissão nobre e sagrada, que jamais deveria ser maculada por pensamentos, gestos e atos impuros. Da mesma maneira que o filósofo, o médico não pode contentar-se com a aparência externa das coisas ou com o efeito de tudo que observa, devendo buscar as causas (da doença) e o conhecimento profundo do paciente se quiser ter êxito no tratamento. Uma das suas teses que mais causaram indignação entre seus pares foi a que debitava a desvios de rígidos códigos morais a causa das moléstias, só curáveis após a mudança de comportamentos e atitudes que afastam o homem da sua natureza divina. No reacionarismo sombrio da Idade Média, período no qual as mulheres tiveram extraordinária importância na consolação dos enfermos, as teorias cristãs sobre a conceituação e o tratamento das doenças, atribuídas à punição divina, encontram clima propício para reflorescer. A cura era prometida mediante toques em relíquias ou então a aterradores rituais exorcistas destinados a livrar os infelizes, à força ou voluntariamente, da possessão pelo demônio, materializado em emissários quase sempre os judeus e as feiticeiras.

O sopro purificador da Renascença e, em seguida, da Idade da Razão, repudiou idéias tão absurdas e, se apesar do empenho em contribuir com teorias parecidas para o progresso da medicina, Paracelso é tratado com desprezo por muitos historiadores modernos, a importância da sua abordagem da relação médico/paciente é indiscutível. Ela repousa menos nas herméticas e por vezes delirantes formulações oriundas da crença em milagres, muitas vezes contestadas pela medicina científica e ortodoxa, do que na defesa irrestrita da compaixão e da visão humanista, oriunda de seus estudos de alquimia e de ocultismo, pela qual o médico deve exercer seu ofício sem vaidade, inveja e atração pelo poder. Por outro lado, se Paracelso ainda estava de certa forma comprometido com a tradição medieval da anatomia livresca, o mesmo não acontece com Vesálio.

VESÁLIO E A REINVENÇÃO DO CORPO

A descoberta do corpo precedeu a das estrelas e do ambiente e se sucedeu à da personalidade e da sociedade em que o homem vivia. Essa descoberta tardia talvez explique por que nossa espécie tenha demorado a se acostumar com a idéia de ser prisioneira de uma máquina cujo funcionamento não conseguia compreender, e por que desde a mais remota antigüidade a relação do homem com o seu corpo — fonte de incômodos infinitos, dos quais a doença é o principal — é angustiante e complexa. Ela passa por períodos que se sucedem e se repetem, e que vão do esquecimento, desprezo e mortificação, ao culto narcísico e obsessivo. No Ocidente, com o advento do cristianismo, essa convivência conhece uma ruptura terrível: o culto apolíneo, exportado e exaltado pelos gregos, e praticado com crescente intensidade, é abruptamente interrompido. No seu lugar instaura-se a valorização da alma e da vida eterna: o corpo, território de luxúria e egoísmo, atinge o ápice do desprezo. Não é e nem mais poderia ser objeto de prazer: os sofrimentos de Cristo crucificado e abandonado pelo Pai é imagem que, introjetada nos primeiros e assustados cristãos, atravessaria os séculos.

Na história da medicina, a anatomia é um dos capítulos mais curiosos porque foi escrito mais pela intuição do que pela observação direta, desprezada em nome de uma pretensa sacralidade do corpo humano. No alvorecer da

Renascença, o conhecimento indireto — que hoje chamaríamos de virtual — e combatido por filósofos da estatura de Erasmo e Bacon, alcança a prática médica. Os anatomistas da época, na maioria ateus, resgatam a concepção do paciente e da doença das sombras da ignorância e da superstição. Ao jogar por terra as teorias meramente especulativas sobre o funcionamento dos mecanismos que nos mantêm vivos, estimulam novas reflexões sobre a misteriosa, apesar de monotonamente igual, organização de ossos, órgãos, músculos, veias, artérias, nervos, cartilagens que nos transformou em senhores do planeta. O doente começa, então, timidamente, a ser visto como alguém que *tem* um corpo, mas é *mais* que esse corpo. Pode-se dizer que a história dessa avaliação, que contribui decisivamente para a inserção do humanismo na história da medicina, começou com o médico belga Andreas Vesálio, que passou à História como o pai da anatomia moderna.

Nascido em Bruxelas em 1514, Vesálio estuda em Louvain e Paris, transferindo-se definitivamente para Pádua com 30 anos de idade, em cuja universidade logo se destaca. Morre em 1564 durante um naufrágio próximo à ilha grega de Zante, depois de uma peregrinação à Terra Santa, provavelmente para se penitenciar das acusações de heresia. Desde jovem dedica-se com afinco à tarefa de fazer da anatomia um estudo atraente após constatar que seus alunos davam à matéria importância proporcional à repulsa com que assistiam às aulas práticas de dissecação de animais. Desejando dar uma nova dimensão à realidade humana, reúne suas pesquisas num livro que publica em Veneza em 1543. *De Humani Corporis Fabrica*, escrito num latim retórico e concebido na forma de sete placas soberbamente ilustradas pelo pintor flamengo Jan Stephan van Kalkar, que também o retratou, inaugura uma nomenclatura que padroniza a forma e o significado dos termos da antiga anatomia e dos quais se originam muitos dos que chegaram aos nossos dias. Seu interesse pelo assunto começa quando descobre um esqueleto completo de um condenado, e com os ligamentos preservados, balançando no patíbulo. Estuda aquela preciosidade com tamanha dedicação que com ela divide a glória da aula magna dada na Universidade de Pádua, reproduzida por Ticiano (de quem Kalkar era discípulo) no quadro famoso. Tradutor e crítico implacável de Galeno, cujo prestígio ainda perdurava, Vesálio introduz um método rigorosamente científico de estudar a anatomia e a biologia como ciência, sem as improvisações herdadas de pseudopesquisas que na Idade Média encontraram ambiente propício para se firmarem. Determinado a corrigir erros de Galeno com uma coragem que lhe valeu ameaças de morte, não renega o passado, mas reivindica à anatomia um status científico que até então ela não possuía, ao resgatá-la da prisão de tratados descritivos de pouca ou nenhuma credibilidade. Sua autobiografia, publicada após sua morte, é um retrato vívido da medicina européia progressiva do seu tempo, voltada para a preocupação em buscar alternativas científicas de tratamento clínico e cirúrgico longe da magia, superstições e embustes que ainda a mantinham acorrentada à Idade Média e que anulavam qualquer traço de individualidade do paciente, freando, portanto, a sua valorização como pessoa. Essa valorização passou fundamentalmente pelo repúdio de Vesálio a qualquer tipo de explicação sem uma sólida base científica. Mas essa base, para ele, não tinha um fim em si própria. Ao contrário, precisava servir o homem de forma a jamais desviar a natureza humana da sua vocação humanista.

Ficaram célebres as aulas de anatomia em que fazia o elogio da observação direta, sem a qual nenhuma teoria poderia ser aceita. O que pode parecer um truísmo lhe causou muitos problemas junto ao clero e aos que teimavam em não alterar nenhum conceito da anatomia galênica, principalmente porque tornava mais confortável "examinar" o paciente apenas pelos efeitos da doença, jamais por suas causas. Entre os seus principais seguidores estão Gabriel Fallopius (1523-1562), Hieronymus Fabricius (1537-1619) e Ambroise Paré (1510-1590), este último considerado o pai da cirurgia moderna. Paré também passou à história por ter ressuscitado a importância da "interferência mínima" pregada por Hipócrates, segundo a qual o processo natural na cura de certas doenças e ferimentos não deve ser interrompido com o uso de medicamentos, sob pena de eles terem efeito oposto – ou nenhum – ao pretendido, uma demonstração não só de perícia médica, mas de respeito ao indivíduo cujo "perfil" humano começa a transformá-lo de cliente em paciente.

O NASCIMENTO DO PACIENTE

O experimentalismo praticado entre os séculos 17 e 19, alimentado por teorias cada vez mais consistentes, busca não apenas encontrar novas respostas para antigas perguntas, mas também formular novas questões. Criam-se, assim, as primeiras metodologias para desvendar os complexos mistérios do funcionamento do corpo: a idade das meras suposições agoniza, o *cliente* toma lentamente o lugar do *paciente* (do latim, *patior*=aquele que *sofre*, e não que é *passivo*). As questões formuladas com o singelo *como*, começam a ser feitas com o incômodo *por quê*. Cada órgão do corpo precisa *explicar* não só como participa do conjunto dos outros órgãos, mas por que funciona de certa maneira e não de outra. Há certa unanimidade entre os historiadores em atribuir ao inglês William Harvey (1578-1657) o título de pai da medicina moderna. É com ele que a medicina começa a ser tratada, embora timidamente, com o status de disciplina científica. Pela primeira vez, graças às suas exaustivas pesquisas, o funcionamento correto da circulação sangüínea é descrito. No século seguinte, a acumulação de conhecimentos sobre cirurgia e patologia é expressiva. Thomas Sydenham (1624-1689), chamado de "Hipócrates inglês", defende a prática clínica centrada na observação direta e objetiva do paciente, para depois tratar da sua doença, e provoca uma tempestade de críticas. Em círculos pretensamente científicos da época, era quase uma aberração considerar o paciente um *sujeito*, e não apenas um corpo físico no qual se processam reações bioquímicas e elétricas.

No século 18, o médico alemão Samuel Hahnemann faz sua revolução particular ao questionar os métodos vigentes de tratamento, que davam pouca importância à individualidade do doente e, com isso, atrai a ira dos colegas ortodoxos e dos apotecários, estes receosos de perder fregueses dos remédios convencionais. Hahnemann inspira-se no princípio *Similia similibus curantur*, já conhecido por Hipócrates e Paracelso, para criar a sua teoria, que batiza de homeopatia, em oposição à da alopatia (termo também criado por ele), segundo o qual o similar – e não o seu oposto – cura o similar. No ideário homeopático não existe a separação entre a doença e o doente, princípio que não deveria ser esquecido pelos médicos alopatas, pois esta é, talvez, a mais importante contribuição da homeopatia. Mesmo gozando no Brasil a condição legal de especialidade médica, a homeopatia continua a enfrentar o ceticismo da medicina tradicional, que atribui seus efeitos aos mesmos conseguidos com o uso de placebos, quando muito, pois não vêem nela nenhuma base científica.

Praticamente tudo sobre a estrutura e o funcionamento do corpo humano já é conhecido no começo do século 19, cuja *decodificação* coroou o trabalho solitário e muitas vezes incompreendido de cientistas que se sucederam na busca da racionalidade do seu ofício, exorcizando tudo que o impedia de impor-se como o único método capaz de enfrentar as doenças. Se, de um lado, a saúde do paciente foi beneficiada com a racionalidade dos diagnósticos, do tratamento e dos prognósticos, de outro, sua importância como pessoa era pouco lembrada. Não parecia haver espaço, no tratamento da doença, para a atenção ao doente, atitude clichê que ainda perdura, pois como lembra a médica americana Rachel Naomi Remen, o médico não é ensinado a assumir, como parte da sua função, a responsabilidade de prover o crescimento do paciente como pessoa, ou seja, a percepção de que ele é mais do que a sua doença, vale dizer, da doença do seu corpo. Até o início do século 20 a ciência médica estava contaminada pela teoria de Descartes da separação mente/corpo que Santo Agostinho levou às últimas conseqüências místicas. Para o filósofo francês, a medicina é – ou deveria ser – uma ciência exata, e o corpo uma máquina da qual, como a do relógio, se espera um funcionamento preciso. Essa visão mecanicista contribuiu para radicalizar a oposição entre o corpo, com leis de funcionamento supostamente conhecidas, e a mente, cujos mistérios insondáveis só poderiam ser conhecidos por Deus. O fundamento da teologia agostiniana repousa nessa oposição, só que a visão biologicamente correta não é entre mente e corpo, e sim entre corpo e organismo, porque quando dizemos que *temos* um organismo, precisamos nos lembrar que *somos* um corpo ao qual a mente está inexoravelmente integrada, e não separada. À luz dessa dicotomia, fica mais fácil entender por que o médico, ao deter-se apenas no (mau) funcionamento do organismo, esquece-se de que o paciente é mais que um conjunto de órgãos que precisam de tratamento: ele tem um *corpo* que não apenas se opõe, mas transcende o organismo, individualizado que é pela personalidade.

A relação do doente com o seu corpo e, por extensão, com sua singularidade, estabelece-se de forma dramática: a crença, desmistificada, de que pode ficar doente – infortúnio reservado aos *outros* – atira-o num vórtice de inquietação existencial. Parte integrante do ego, o corpo, na clássica explicação freudiana, nasce com a sua descoberta. Com a doença, ego e corpo experimentam um doloroso processo de ruptura, sensação nova e estarrecedora. Dissociado do corpo, o ego, Freud já advertiu, torna-se fraco e vulnerável, contribuindo para agravar os sintomas da doença. Passamos então a falar dele como seus senhores absolutos, e que portanto ele não pode ser examinado, rasgado, costurado, manipulado, na condição de mera máquina com engrenagens emperradas.

As religiões orientais ensinam que a felicidade só pode ser alcançada com o aniquilamento do ego, aprendizado que inclui o altruísmo com o próprio corpo e uma paradoxal tentativa de adequá-lo à perfeição espiritual (tantrismo, ioga etc.). Para nós, herdeiros do ideal da perfeição sagrada helênica, a descoberta traumática de trair esse ideal e de ele ser um servo rebelde, *adoecendo sem autorização*, é sempre traumática: nosso corpo passa a ser algo como *um outro de nós mesmos*, regido por leis que escapam à compreensão. Como observa o pensador e teólogo Hubert Lepargneur (1), "a doença levanta apenas de maneira mais aguda um problema de todo ser humano, a oportuna e necessária dialética entre a aceitação e a recusa do corpo para a auto-identificação. A pessoa é ao mesmo tempo visível e invisível." A compreensão dessa dialética, que poderíamos chamar de "distanciamento", é fundamental para o médico entender como a sua colaboração é importante para que o paciente se reconcilie com o seu corpo e não o veja como o território estranho que passa a odiar.

Manter o controle sobre o corpo é esperança mágica de garantir o seu funcionamento perfeito, mas infelizmente não somos seus senhores. Ao contrário, o domínio que pretendemos ter sobre ele nos torna ainda mais seus escravos. O certo é que, com a chegada da doença, essa troca de *autoridade* fica incontestável. Naomi Remen anota que, ao provocar dor ou fraqueza, a doença exige a atenção do indivíduo para determinada parte do corpo e suas necessidades e ele sente raiva porque seu corpo se recusa a obedecer todos os seus comandos. Perder a inocência em acreditar que nossa individualidade só pode ser mantida enquanto formos saudáveis é experiência terrível. A doença é a materialização de um destino que nos desindividualiza: nossa vida começa a girar em torno de mera combinação de frios diagnósticos com imponderáveis prognósticos. É aí que entra em cena o saber médico, que nem sempre inclui a necessidade de não separar o doente da doença, pois a teoria acadêmica está centrada na relação médico/doença. Embora muitos professores tentem corrigir essa distorção, sua voz é ainda fraca. O pensamento acadêmico continua o mesmo de duzentos anos atrás: o médico é preparado para se relacionar com a doença, não com o paciente. Por sua vez, a distinção entre doença *grave* e *menos grave* não tem repercussão naquilo que o paciente espera receber do médico: tenha ele uma gripe ou um câncer terminal, sua necessidade de atenção, apoio e conforto não pode ser *dosada* em função do seu estado: o que ele precisa é sentir-se como um pólo atuante da comunicação com seu médico.

COMUNICAÇÃO, O PROBLEMA

A relação entre o médico e o paciente é um dos capítulos mais complexos e intrigantes da comunicação humana. E, como tal, desafia os que, ao estudá-la, tentam estabelecer sua natureza e os sutis meandros em que desenrola, embora todos concordem que, mais do que qualquer outra, essa relação, para progredir, precisa ser baseada, de um lado, na confiança que o médico inspira e, de outro, na compreensão, por parte do paciente, de que, como qualquer outro profissional, o médico está sujeito às limitações da profissão, onde a palavra milagre não tem nenhum significado. As coisas se complicam quando se discute se o médico deve ou não manter um contrato de parceria com o paciente. Para os que acham que o paciente não está em condições de questionar o que o médico propõe, a discussão não tem significado. Ela o ganha quando o empenho de ambos é assumido como um projeto de colaboração comum, sem que o médico tema parecer inseguro em discutir com o paciente a sua doença, e este não se iniba em dizer-lhe que vai buscar uma segunda opinião.

Refletindo sobre os obstáculos que o médico costuma opor à colaboração do paciente, Naomi Remen lamenta essa atitude que, segundo ela, precisaria ser ensinada com mais empenho pelas escolas. Diz ela: "A capacidade de se relacionar de maneira colaboradora, por meio de um acordo, é uma habilidade aprendida e que precisa ser mais amplamente ensinada.(...) Pouca coisa na formação dos médicos ou em sua experiência o ajuda a dominar as habilidades cooperativas dentro da sua própria profissão ou a desenvolver a larga flexibilidade necessária para se relacionarem com os pacientes de forma a reconhecer suas forças e capacidades individuais. (...) Em grande parte, a disposição de devolver às pessoas a responsabilidade pelo cuidado de suas doenças se baseia no quanto os profissionais são controlados pela própria idéia de autoridade."

O americano Talcott Parsons (1902-1972) é provavelmente o primeiro sociólogo moderno a estudar as sutilezas da comunicação entre o médico e o paciente. Sua contribuição mais expressiva para esse tema foi defender a tese de que é possível a coexistência da medicina socializada com o respeito aos direitos e à individualidade do paciente, o que tem sido desmentido pela realidade. No Brasil, o pioneirismo cabe a Gilberto Freyre, para quem estabelecer uma dialética com resultados positivos entre o paciente e o médico exige deste a tarefa de integrar o mais rapidamente possível o doente no corpo social, cujos interesses estariam acima dos do próprio indivíduo. Na mesma linha de raciocínio está Parsons, que vê na doença mais um *transtorno social* do que algo que diga respeito à individualidade do paciente, contrariando os que defendem o primado da pessoa sobre os interesses da sociedade. Uma significativa contribuição para a defesa desse argumento tem sido dada pela americana Linda Hanner, coordenadora de um grupo de trabalho que estuda assuntos relacionados à saúde, que vê na "comunicação pobre" o principal sintoma de frustração tanto do médico como do paciente. Para ela, o profissional experiente pode encontrar um ponto de equilíbrio entre a manifestação do seu *saber* e a abertura para permitir ao paciente expressar-se sem peias e temores, estabelecendo com ele uma colaboração genuína.

Hanner atribui a origem do antagonismo entre o paciente e o médico à impossibilidade de este nem sempre poder fazer um diagnóstico preciso e imediato, contrariando as expectativas do paciente. Além disso, diz, é necessário que tanto o médico deve ser capaz de demonstrar insegurança, como o paciente de não ver nela uma demonstração de incapacidade profissional. Quando isso ocorre, afirma, a comunicação entre eles será estabelecida desde o início de maneira franca, colaborando desta forma para o sucesso do tratamento. Hanner faz coro com os que afirmam que o profissional precisa ser compassivo sem ser melodramático, firme sem ser ditatorial e sereno sem ser indiferente, principalmente porque a solidão, a ansiedade e a angústia do paciente são convites ao exercício de um poder ditatorial, por mais lúcido e experiente que o profissional seja. Estamos, portanto, diante de um paradoxo, longe de ser desmontado: o paciente precisa sentir que quem vai tratá-lo é um profissional que domina o ofício, embora seja exatamente essa postura soberana (da qual uma das expressões costuma ser a caligrafia ilegível das receitas) que pode intimidá-lo, frustrando a preciosa colaboração que poderia dar.

Neste contexto, vale transcrever trechos do manifesto assinado pelo médico americano Ralph Crawshaw e outros sete colegas, e publicado na edição de 17 de maio de 1996 do *Journal of the American Medical Association*: "A medicina é, acima de tudo, uma prática moral baseada num contrato de confiança. (...) Hoje, este contrato está ameaçado: internamente por causa dos interesses materialistas dos médicos e externamente pelas empresas de saúde que, somente interessadas em lucros, pressionam os médicos, transformando-os em agentes comerciais. Tais distorções da responsabilidade do médico aviltam seu relacionamento com o paciente. (...) Pela sua própria tradição e natureza, a medicina é uma atividade humana especial que não pode ser exercida adequadamente sem as virtudes da humildade, honestidade, integridade intelectual, compaixão e contenção de uma ambição excessiva. (...) [pois os médicos] (...) pertencem a uma comunidade moral que se dedica a algo mais que seus próprios interesses (...) somente ao cuidar e defender nossos pacientes, a integridade da nossa profissão será afirmada, só assim iremos honrar o nosso contrato de confiança com eles."

Esse idealismo foi retratado num filme americano que mostrou com rara mestria as pressões e vicissitudes por que passa um médico imbuído de um humanismo que enfrenta a reacionária e fria máquina universitária e hospitalar. Dirigido por Tom Shadyac e estreado em 1998, *Patch Adams,* com Robin Williams no papel-título, é um comovente libelo contra a frieza do atendimento nos hospitais e a coisificação do paciente, visto como *consumidor* do saber médico, em vez de dele ser *beneficiário,* o que seria também maneira de valorizá-lo como pessoa.

Os Estados Unidos são, de longe, o campeão mundial na edição de livros sobre a relação médico / paciente, com pelo menos uma centena de títulos sobre o assunto e incontáveis artigos e manifestos em publicações especializadas ou não, além de sediar instituições de renome dedicadas a promover o humanismo na medicina como a Arnold P. Gould Foundation. Lá, mais do que em qualquer outro país, o assunto é preocupante por duas razões. O progresso tecnológico, responsável pela produção de equipamentos de crescente sofisticação, vem transformando o médico em servo dessas máquinas, das quais depende cada vez mais para exercer a profissão. É claro que esse progresso não é um mal em si, pois qualquer contribuição para derrotar a doença é bem-vinda, embora muitos médicos lamentem que quanto mais a medicina *cura*, justamente por causa dos recursos tecnológicos cada vez mais sofisticados, menos prestígio ela tem. O problema é que o paciente se sente privado do aprofundamento na relação *humana* com o profissional, passando a vê-lo como um imperturbável leitor de relatórios e exames, daí resultando uma relação entre a instituição médica e a doença, e não entre o médico e o paciente, relação igualmente perturbada nos demais países desenvolvidos: os médicos escandinavos, por exemplo, são referência obrigatória quando o assunto é a ausência do humanismo na profissão, pelo fato de se tratar de um conceito culturalmente incompreensível no relacionamento com o paciente, para eles mera parte de um contrato terapêutico. Por sua vez, os profissionais americanos, temerosos de amargarem pesadas e muitas vezes exageradas indenizações em processos judiciais (o que já está começando a acontecer no Brasil, onde advogados inescrupulosos vêm montando uma verdadeira indústria de chantagem), costumam ver no paciente menos uma pessoa carente de conforto do que um inimigo potencial.

Em 1972, Robert M. Veatch, médico e diretor do Instituto Kennedy de Ética da Universidade de Georgetown, EUA, num artigo publicado no boletim do Hastings Center Report, reduziu a quatro os modelos da relação medico/paciente. No modelo *sacerdotal*, baseado na tradição hipocrática, o médico adota uma inabalável postura paternalista, não levando em conta as opiniões, as expectativas ou as crenças do paciente: nesta típica relação de poder e de autoridade incontestável, o envolvimento com o paciente é nenhum, pois nele predomina o temor reverencial, o da submissão total e inquestionável. O modelo *engenheiro* deixa para o paciente o poder da tomada

85

de decisão, e para o médico o papel de executor das ações propostas pelo paciente, preservando apenas sua autoridade e abrindo mão do poder. Por sua vez, o modelo colegial embaralha os papéis do médico e do paciente no âmbito da sua relação, compartilhando, ambos, o poder de forma igualitária. Finalmente, o modelo contratualista baseia-se num compromisso estabelecido entre as partes: enquanto o médico preserva a sua autoridade, legitimada pelos conhecimentos que possui, o paciente participa decisivamente da tomada das decisões, baseada no seu estilo de vida e valores pessoais e morais. A tentativa de Veatch é elogiável, embora aprisione o seu objeto de estudo em modelos reducionistas que, se podem ter algum valor didático, pecam pelo fato de serem estanques. A exemplo de toda relação humana, a do médico com o paciente é sutilmente matizada, sendo impossível para qualquer profissional afirmar que se relaciona com dois pacientes de igual maneira e vice-versa.

A confiança, valioso auxiliar no tratamento, que o paciente depositava no médico está diminuindo por uma série de fatores. Com o número exagerado de cursos de medicina no Brasil (104, em dezembro de 2000), diplomam-se cerca de dez mil profissionais por ano, dos quais somente 60% conseguem acesso à residência médica. Como muitas escolas carecem de infra-estrutura e de um corpo docente competente, os órgãos de fiscalização se preocupam com o despreparo, insegurança e limitações dos médicos formados nessas condições. O conceito do médico também está em queda livre por outros motivos. Entre eles, a lentidão dos processos administrativos que permitem que maus profissionais continuem exercendo a profissão, mesmo com indícios veementes da sua improbidade, e a mercantilização da profissão, como provam os anúncios na imprensa (que o Código de Ética proíbe) das áreas de endocrinologia, de cirurgia estética e de sexologia. Contribui para esse descrédito o atendimento massificado prestado pelas operadoras de planos e seguros de saúde e pelo poder público. Por sua própria natureza, a *qualidade* da confiança despertada pelo médico é muito especial, em nada se assemelhando à que se espera encontrar em outros profissionais. Como escreveu o polêmico médico carioca Nelson Senise: "O médico é hoje figura que deixou de pertencer a uma classe privilegiada, altamente prestigiada por seus próprios méritos. (...) A figura do médico que inspirava respeito está em extinção, por sua própria culpa e da máquina que o vem massacrando. Erros médicos, negligência, charlatanismo, mercantilismo, desonestidade, tudo existe em nossa classe, tudo é acobertado e poucos são punidos. (...) Médicos, não é preciso que nos repitam isso os modernosos, são homens comuns, operários como quaisquer outros, mas com uma diferença: ao contrário de um sapateiro, que lida com uma sola, o médico lida com o ser humano. É a sua matéria-prima. O que não dá ao médico, naturalmente, uma auréola de superioridade perante as demais classes, mas com toda certeza lhe confere uma responsabilidade, maior ou das maiores, porque é responsável pela manutenção de uma mercadoria que não tem preço sequer estimativo: o ser humano."

Nunca é demais repetir que *ninguém é obrigado a escolher a profissão de médico*. Se o faz, deve ter consciência da enorme responsabilidade e sacrifícios que ela, por sua *natureza especial*, exige: não só uma óbvia competência, mas a *vocação nata de transmitir ao paciente a sensação da sua importância como pessoa*. Professores tarimbados logo detectam, entre os alunos, os que têm vocação genuína e os que penduram no pescoço o estetoscópio como símbolo de poder para defender-se da própria incompetência.

O médico está quase sempre convencido de que sua profissão é diferente das outras, embora por razões diferentes daquelas imaginadas pelo paciente. Devido à própria personalidade ou a deformações adquiridas na faculdade, ele se coloca num nível quase sagrado de infalibilidade, pairando acima dos mortais comuns, sentido-se confrontado quando se lhe são pedidas explicações sobre seus procedimentos. Por sua vez, ao lhe entregar sua saúde — e por que não dizer sua vida? — o paciente espera receber a atenção compatível com o seu estado de ansiedade e desamparo: essa é, para ele, a característica suprema do saber médico, mais que os diplomas que ele eventualmente ostente nas paredes. As coisas se complicam ainda mais quando o médico se vê na condição de paciente.

O PACIENTE MÉDICO

É conhecida a displicência com que o médico, um paciente tradicionalmente difícil, cuida da própria saúde física e mental, vivendo no limite do estresse, adiando cirurgias prescritas e medicando-se erraticamente, só consultando colegas especializados em situações extremas. Com essa atitude, enreda-se num paradoxo: não gosta de se ver na condição de paciente (e para isso deve ter motivos de sobra), temor que obviamente não o impede de um dia ter que incorporá-la. A psiquiatra paulista Alexandrina M. A. da Silva Meleiro examinou o tema de todos os ângulos possíveis num livro que todo médico deveria ler, principalmente se já ficou seriamente doente e teve uma relação pouco gratificante com seus colegas. Para ela, o médico pode apresentar, como resultado de uma formação médica deficiente, a compulsão de autodiagnosticar-se e automedicar-se, relutando percorrer, na condição de paciente, o mesmo caminho que orienta os seus pacientes a percorrerem; e para complicar ainda mais sua situação, o fato de sentir-se um paciente especial, longe de ajudá-lo, age em seu próprio detrimento, principalmente porque ao assumir o "papel" de enfermo, o médico é ferido na essência do seu narcisimo.

O que acontece quando o médico não pode evitar o ficar "nas mãos" de um colega foi magistralmente mostrado no filme americano *Um golpe do destino,* de 1991.

Dirigido por Randa Haines, a história, verídica, conta a experiência vivida pelo médico Ed Rosenbaum, tema do livro *A taste of my own Medicine,* de sua autoria. Cirurgião famoso, a partir do diagnóstico de um câncer na garganta, Rosenbaum, interpretado por William Hurt, ao se ver tratado como *mais um* paciente, desespera-se com a burocracia hospitalar e a frieza dos colegas, a mesma com que, para sua amarga constatação, tratava seus pacientes. A doença serve para mergulhá-lo num doloroso processo de autoconhecimento, ao fim do qual sairá purificado da arrogância, descobrindo a gratificação da humildade e da compaixão, pulverizadas pelas badalações sociais e pela esterilidade da sua antiga vida interior.

História parecida levou o conterrâneo de Rosenbaum, o cancerologista Jerome Groopman a narrar os próprios e atrozes sofrimentos causados pelo diagnóstico errado, e que quase lhe causa a morte, feito por um colega ortopedista de Beverly Hills, a quem generosamente poupa de críticas. Sua passagem pelo hospital e as reflexões feitas durante a convalescença, confessa, tornaram-no mais humano e principalmente ensinaram-no a escutar seus pacientes com uma atenção que jamais lhes dispensara. Faz no seu livro declarações corajosas como esta: "Devido à minha doença, desenvolvi uma cautela maior ao analisar as opções de tratamento e um profundo senso de humildade sobre a minha profissão e sua prática." Na entrevista dada para a revista *Atlantic Monthly* (edição de 8 de março de 2000), declara que a experiência como paciente foi mais instrutiva que as aulas da faculdade. "Ninguém quer ficar doente", diz, "ninguém quer ser paciente. (...) Senti as emoções que eu acho serem as mesmas que a maioria dos pacientes sente, principalmente quando estão diante de um acontecimento catastrófico que , no meu caso, era a ameaça de ficar paralítico ou passar o resto da vida sentindo dores terríveis."

Groopman dá especial ênfase à necessidade que muitos pacientes sentem de buscar uma segunda opinião sobre a sua doença e o tratamento adequado, mas o fazem quase sempre às escondidas, com receio de que sua atitude possa ferir o médico que procuraram inicialmente, advertindo que este profissional deve ser abandonado se se ofender com essa providência, legítima e necessária em muitos casos. Groopman centraliza suas preocupações no fato de que o aparecimento de uma doença envolve o paciente e a família num labirinto de escolhas difíceis e embaçadas, não apenas do médico, mas também de que tipo de tratamento seguir, tão variadas e complexas são as opções ao seu dispor. Lidar com essas opções aumenta a angústia e o próprio sofrimento causados pela doença. Para superá-los aconselha que os envolvidos procurem munir-se da maior quantidade possível de informações, e que sempre procurem profissionais dispostos ao diálogo e a entender a problemática emocional dos que o procuram nessa situação. Orientá-los com serenidade e firmeza é ajuda preciosa no tratamento, pois, como lembra, "não há nada na medicina que seja tão esotérico que não possa ser explicado e entendido pelo leigo".

Outra narrativa parecida com a de Groopman é a que faz o dermatologista americano David Biro ao contar a história da doença surgida em 1996 quando acabara de terminar a residência e se preparava para trabalhar com o pai, médico da mesma especialidade. Diagnosticada com atraso irresponsável como uma rara mutação genética nas células da medula, ela quase o mata, não fosse o bem-sucedido transplante das células doadas pela irmã. A condição de paciente levou-o a refletir sobre a importância dos diagnósticos precoces e precisos, que para serem feitos exigem do profissional grande dose não só de informações, mas de uma sensibilidade especial. Confessando que a doença lhe antecipou um amadurecimento profissional e humano inesperado, conta sua história, entremeada com passagens bem-humoradas, com o objetivo de exortar seus colegas a se colocarem na condição de pacientes sempre que se sentirem donos de um poder que efetivamente não têm, pois só assim descobrirão os limites do seu ofício e o exercitarão com a dose de humildade que se espera de quem detém um conhecimento privilegiado.

No Brasil, o médico carioca Alex Botsaris, inconformado com a morte de um filho que nasceu prematuro, sem que nenhuma explicação satisfatória lhe fosse dada sobre a dolorosa e talvez evitável perda, publicou uma contundente denúncia em que narra não apenas o drama por que passou sua família, como alerta que a medicina, tal como vem sendo praticada no Brasil, precisa reconquistar com urgência sua face humana, sob pena de se tornar mera, ineficiente e desumana atividade burocrática. Do trágico episódio por que passou, ficou-lhe a lição de que a prática da medicina como um todo precisa ser reavaliada não apenas pelos médicos, mas por toda a sociedade. Para ele, os médicos, sabendo que algo está errado com sua profissão, teimam em continuar trilhando o caminho da rotina de privilegiar a doença no lugar do doente, sem dar muita importância à vida humana. Adverte Botsaris: "O sentido de humanidade nasceu com a medicina e é um dos principais aspectos da sua prática. A medicina o vem perdendo, de forma assustadora e progressiva, nos últimos anos. A perda da humanidade é causada, especialmente, por três fatores: o excesso de tecnicismo, o desprezo pela subjetividade dos pacientes e a formação médica incompleta e pouco direcionada para seus aspectos humanos".

Um dos principais alvos de ataque de Botsaris é a indiscriminada, impune e altamente letal ocorrência da iatrogenia (à qual atribui a morte do filho), ou seja, a situação em que o agravamento da doença é o próprio tratamento médico, com suas práticas intervencionistas custosas e desnecessárias. Pessimista sobre a melhora da imagem da medicina moderna, alerta: "A falta de parâmetros para lidar com a iatrogenia transforma-a num mito. Isso reforça a percepção por parte da população de que os procedimentos médicos são excessivamente agressivos e 'podem prejudicar a saúde'. Como conseqüência, há uma piora da imagem da própria medicina, e da relação médico/paciente de uma forma geral. Todos sabem que as coisas não vão bem: ouvem-se histórias de vizinhos, parentes e amigos prejudicados por tratamentos".

O crescente descrédito do paciente com a qualidade de atendimento que lhe é dado pelo médico não é novidade, mas nem por isso a radiografia feita por Botsaris do estado da medicina brasileira e estrangeira tem sua importância diminuída: ao contrário, é mais um grito de alerta que precisa ser ouvido por todos os profissionais da área da saúde, os insatisfeitos com as mazelas provocadas pelo conservadorismo e os que precisam conscientizar-se da paralisação deletéria que ele causa. Essa posição reacionária impede o médico de se abrir para as necessidades básicas do paciente, além daquilo que os livros de medicina ensinam. Elas podem ser reduzidas a quatro atitudes: o conforto, a escuta, o olhar e o toque.

CONFORTAR, ESCUTAR, OLHAR, TOCAR

Nas entrevistas feitas pelo autor deste livro com trinta pessoas, com idade entre 30 e 65 anos, sobre o que esperam receber do médico, aparecem quatro atitudes principais: *confortar, escutar, olhar* e *tocar.* Em seguida vêm, em ordem de importância: os títulos, os cursos de especialização e o tempo de formado. Um dado curioso: para 65% dos entrevistados, a boa aparência, e não o luxo, do consultório influi muito na pré-avaliação do profissional, pois o desleixo com a iluminação, a pintura e a conservação dos móveis antecipa ao paciente a mesma sensação de pouco caso que o médico mostra com seu ambiente de trabalho. A importância da atenção e do humor do ou da atendente também foi lembrada, pois ao marcar a consulta ou prestar qualquer informação, de certa forma sugere, na imaginação do paciente, a qualidade da atenção que vai receber do médico, mesmo porque, ao procurá-lo, está emocionalmente vulnerável, com os sentidos aguçados pela tensão e expectativa. Entre as demonstrações de imperícia, o atendimento apressado e impessoal foi uma das mais citadas.

Confortar: Confortar o paciente é a mais nobre missão do médico, a síntese perfeita do humanismo pregado por Asclépios e Hipócrates. Nada nesse sentimento se traduz como demonstração de piedade profissional. Confortar significa apoiar, amparar, consolar. Qualquer médico com um pouco de experiência sabe que a doença provoca uma intolerável sensação de angústia e carência, despertando a mesma necessidade de carinho e conforto que a criança espera — e precisa — receber dos pais. As perguntas formais, a prescrição de remédios, a solicitação de exames são apenas demonstrações de capacidade técnica: é notório, por exemplo o fato da competência do cirurgião ser, quase sempre, inversamente proporcional à sua habilidade de lidar com o lado emocional do paciente. Por isso, o médico que não estiver imbuído da nobre missão de confortar torna-se apenas um robótico operador sanitário. Como veremos adiante, confortar o paciente pode significar envolver-se emocionalmente com ele, atitude que tem tanto defensores quanto os que a condenam. Mas fiquemos com as palavras de Marx Friedrich, citadas por Hubert Lepargneur (1): "Os clínicos deveriam administrar uma espécie de conforto superior. Aqueles que o recusam, devolvem esta tarefa ao padre, mas privam-se da parte mais nobre e mais feliz da sua tarefa médica."

Escutar: As religiões orientais afirmam que a atenção *no outro* é um predicado sagrado. Respeitar o próximo significa reverenciar a divindade que cada um traz no seu interior, e escutá-lo com atenção é a maneira mais sagrada de reverenciá-la. Mas ser moderno, no Ocidente, significa cada vez mais levar uma vida pressionada por prazos fatais, pela pressa e pela escolha de relacionamentos descartáveis. As pessoas falam de si mesmas e para si mesmas, realçando, sem constrangimento, a irrelevância do interlocutor. A autêntica escuta exige paciência, atenção, interesse. Cada paciente tem uma história, a *sua* história, que para ele é a mais original e sofrida entre todas as que o médico ouviu sem escutar, pois para ele se trata de *mais um* relato, igual a tantos prontuários que escreveu. O médico que quiser desenvolver com o paciente uma relação construtiva não pode demonstrar tédio ou impaciência: precisa *escutá-lo* com toda a atenção, mesmo porque para muitos pacientes sua história pessoal só começa a ter algum significado com o aparecimento da doença. Entender esse sentimento exige do profissional uma grande sensibilidade.

Olhar: Esse, que os gregos antigos chamavam de o rei dos sentidos, traduz as mais recônditas e complexas emoções e sentimentos. Como diz o milenar adágio chinês: nem no escuro o olhar consegue mentir. O desuso desse hábito tão saudável — as pessoas vêem, mas não olham, e esta é uma forma de cegueira — causado pela superficialidade que marca as relações pessoais nos chamados tempos modernos, vem crescendo assustadoramente. Ralph Waldo Emerson, o grande filósofo norte-americano, diz que é impossível um olhar ser diferente da ação da mente, uma vez que ela o controla: isso talvez explique o hábito da *evitação* do olhar, pois quase sempre estaria em desacordo com o que a pessoa diz. "Só o olhar do outro confirma nossa existência", escreveu Jean-Paul Sartre. Em nenhuma outra profissão, o olhar, o *saber ver* cantado por Fernando Pessoa, tem tanta importância como na medicina. O paciente gosta e *precisa* ser olhado: quer ter a certeza de que *existe* para o médico, de que não é apenas mero portador de uma doença registrada numa ficha ou num arquivo de computador. Como a maioria das pessoas, o médico que esqueceu o significado do olhar precisa reaprendê-lo, consciente da enorme importância que tem para o paciente o fato de sentir-se parceiro dessa poderosa forma de comunicação que ganhou, na crescente utilização do computador, mais um inimigo. É uma cena patética: o médico "informatizado", ao consultar o prontuário exibido no monitor, conduz a consulta hipnotizado por ele, enquanto o paciente, ansioso e desamparado, espera que ele lhe dirija o olhar.

Tocar: Desde o primeiro toque, representado pelo aperto de mãos, o paciente antecipa o *clima* da sua relação com o médico, pois a pressão e a duração do cumprimento que ele lhe dirige são muito significativos, forte expressão que é da comunicação não-verbal. O toque como que *legitima* a existência de quem tocou e de quem foi tocado. A necessidade de ser tocado é tão forte como seu inverso: o toque de alguém de que não gostamos é intolerável, por mais superficial e fugidio que seja. É antiga a crença na magia do toque de pessoas poderosas e sagradas, seja para o bem ou para o mal. Na história do cristianismo, o toque é gesto intimamente ligado à ocorrência de curas milagrosas, com muitos registros na Bíblia (Atos 19:11-12; Marcos 6:5). O médico experiente sabe que para a maioria dos pacientes a consulta só é satisfatória quando são auscultados, apalpados, mesmo que tais exames possam ser dispensáveis. Analisando os procedimentos de uma consulta rotineira, Naomi Remen afirma que os doentes precisam não apenas da habilidade de quem os trata, mas da sua compaixão e do seu desvelo, que podem ser transmitidos mais pelo toque ou por outras formas de comunicação do que pela demonstração de competência profissional.

Confortar, escutar, olhar, tocar. Vimos o que esses verbos significam para o paciente, mas como conjugá-los com a realidade diária dos consultórios, se ela costuma ser outra? O médico — aqui não se cuida de exceções — que presta seus serviços nos limites estritos da relação profissional regulada por um contrato verbal de prestação de serviços justifica-se com o esgotamento físico e mental causado pela profissão: ele não teria *tempo* nem condições físicas para ir além da prescrição automática de remédios e exames. Só que o paciente não pode ser parceiro dessa situação. Compete portanto ao médico administrar racionalmente sua agenda, não se esquecendo de que o ideal da profissão, por ele livremente escolhida, é servir a todos os que o procuram com a *mesma* atenção e dedicação, embora se saiba que isso é uma utopia. Naomi Remen adverte que é estranho um médico que dormiu cinco horas nos últimos dois dias recomendar a seu paciente ir para casa descansar e cuidar da saúde: "O profissional que olha não apenas para as tarefas diárias imediatas, mas também para as de uma vida inteira de serviço, não deve deixar de perceber que, para ser útil de maneira responsável, precisa aprender a utilizar o tempo de maneira sábia, atendendo às necessidades das pessoas, cuidando de si mesmo e se desenvolvendo a fim de ajudá-las." Mas até que ponto essa ajuda pode ser prestada se o médico não avalia o paciente com um mínimo de envolvimento, de empatia?

ENVOLVER-SE OU NÃO, EIS A QUESTÃO

Se existe tema complicado na relação médico/paciente é o que discute o envolvimento emocional do profissional, e que de certa forma sintetiza o que se comentou no capítulo anterior. Até que ponto esse envolvimento é desejável ou possível? Trata-se, sem dúvida, de uma dificuldade de conceituação, neste contexto, dos verbos *envolver* e *sofrer*. Nenhum paciente psicologicamente saudável espera que o médico vá mergulhar nas suas mazelas a ponto de chorar junto com ele ou de passar noites em claro por sua causa, mas que demonstre um interesse legítimo e *pessoal*. Por outro lado, lembrando que existem médicos que simplesmente não suportam participar do sofrimentos dos seus pacientes, a médica mineira Clara Feldman de Miranda anota que o envolvimento do profissional torna a relação com o paciente um encontro gratificante para ambos. Para ela, sofrer com o sofrimento do outro é um traço humano: "Revela solidariedade, sensibilidade, e provoca o desejo de ajudar (...) sofrer com a dor do outro é saudável, esperado, natural e adequado (...) é indispensável à relação com o paciente, considerando-se que o profissional neutro, frio e distante não terá, provavelmente, as posturas necessárias a uma relação de ajuda afetiva e efetiva." O problema é que muitos médicos defenderiam a sua neutralidade como uma espécie de proteção contra a dor alheia, com a qual simplesmente não conseguem conviver, sob pena de perderam a lucidez. Para eles, o paciente ideal é aquele doente raro que dá pouca ou nenhuma importância à reverberação dos seus males, só se preocupando em livrar-se deles o mais rapidamente possível.

A disposição em *ajudar* o paciente ocupa lugar importante nas preocupações de Clara, uma vez que as metas de curá-lo não são sempre alcançáveis pelo médico. O que fazer quando ele se depara com uma doença incurável, a não ser dedicar-se a confortar seu portador? A resposta é dada pela transcrição das palavras do psicólogo americano Eugene T. Gendlin: "Quando me sento junto de alguém, sei que isso é *alguma coisa*, mesmo que eu nada tenha de valioso a dizer. (...) Posso apenas me sentar e oferecer a minha companhia. Já vivi situações em que minha dor não podia ser compreendida, mas eu me sentia confortável apenas estando com alguém realmente *disponível* para mim, alguém que nada exigia, alguém que não podia compreender meu coração dilacerado, mas que era uma companhia, um lugar onde ir quando se está fraco e só, uma presença humana, a civilização depois do deserto."

Para o médico que trabalha nos limites das ciências naturais, a importância do *apoio humano* que o paciente precisa receber é nenhuma. A afirmação, porém, é simplista, pois escamoteia uma pergunta fundamental: o médico não acha esse envolvimento importante ou *não tem condições de prestá-lo?* No primeiro caso, a profissão é exercida sem questionamentos fora dos limites estritamente científicos: o que importa é brigar contra a doença, prescrevendo os remédios e exames para vencê-la. O segundo caso é mais complicado: o médico usa o jaleco como um escudo para se proteger dos sofrimentos do paciente porque eles lhe acarretam uma sobrecarga emocional insuportável. Muitos autores acreditam que esse tipo de profissional age assim menos por indiferença aos sofrimentos do paciente do que por carecer de um mínimo de formação psicológica para compreendê-lo, além de precisar, ele próprio, submeter-se à psicoterapia. Um deles, e talvez o mais famoso, é Michael Balint. O outro é Veikko Tähkä.

Balint, neurologista, psicólogo e psiquiatra de origem húngara, morto em 1970, é considerado o pioneiro no estudo da interpretação analítica do relacionamento do médico com o paciente. Depois de analisado por Hans Sachs e Sandor Ferenczi, emigra para a Inglaterra no início da Segunda Guerra e, a partir de 1947, estabelecido em Birmingham, de cuja universidade foi consultor, começa a publicar controvertidos trabalhos de pesquisa, muitos co-assinados pela mulher, a psicóloga Enid Balint. Para terapeutas com as mesmas preocupações de Balint, o clínico precisa possuir noções básicas do funcionamento do psiquismo, pois sem elas pode fazer diagnósticos temerários, bem como deixar de aconselhar o paciente a buscar ajuda psicológica quando apenas o tratamento somático se mostra ineficaz. A tese central desses autores é que o clínico usa justificativas inconsistentes para excluir o ferramental psicoterapêutico do seu ofício, mas se esquece de que ele mesmo gosta de atribuir justamente a causas psicológicas muitas queixas do paciente, como se fossem menos importantes que as orgânicas, condicionado que está a valorizar estas sobre quaisquer outras. Nesta mesma linha de raciocínio está a psiquiatra inglesa Agnes Miles. Diz ela: "Existe a situação do médico que não pôde diagnosticar nenhuma doença física passível de explicar as queixas do paciente, afirmando ou deixando implícito que ela é 'simplesmente neurótica' [isso porque] os médicos tendem a classificar os problemas psicológicos [do paciente] como tendo importância menor do que a doença física."

Afirmando que grande parte do trabalho cotidiano dos clínicos gerais corresponde a casos de caráter psicológico, Balint lamenta a ausência, nos currículos das escolas de medicina da sua época, de matérias que os preparassem para ajudar os seus pacientes. Parece que esse despreparo perdura. Quem já não ouviu um clínico afirmar que muitos clientes que o procuram com queixas diversas *não têm nada, tanto é que se curam com simples placebos*? É esse *não ter nada* que preocupa os terapeutas. Freud & Cia. dariam boas risadas com um diagnóstico tão simplório, mas o assunto é serio, na avaliação de Balint, porque a grande deficiência dos cursos-padrão reside no fato de que, mesmo adquirindo a habilidade psicoterapêutica, o clínico experimenta uma considerável transformação da própria personalidade, e muitas vezes ele não sabe lidar — ou lida mal, em prejuízo de si próprio e dos seus pacientes — com essa mudança.

Partindo da premissa de que a relação entre médico e paciente é freqüentemente tensa, incômoda, desagradável e até trágica, Balint registra dezenas de *cases* em seu livro, valendo reproduzir, neste contexto, suas reflexões sobre o papel do médico como *confortador:* "À medida que aumenta o número dos isolados e solitários, diminui o das pessoas ante as quais seria possível expor os próprios problemas. (...) Em muitos pacientes, as tensões emocionais vêm acompanhadas de sensações físicas ou, possivelmente, a relação é mais estreita ainda, de modo que vão ao consultório e apresentam suas queixas. Em grande número de casos, o importante é o fato de que o paciente se queixa, e os sintomas, pelo menos durante a etapa 'desorganizada' (o aparecimento de sintomas difusos) de qualquer doença, carece objetivamente de importância, não se observando sinais de nenhum tipo. Aqui também o médico se acha à mercê do seu senso comum, pois sua formação só lhe permite encarar o tratamento de enfermidades físicas 'reais'."

E, num desabafo realista, assevera que é preciso ter em vista as limitações da profissão se se quiser exercê-la plenamente, porque um aspecto importante do que chama função apostólica ("expressões das atitudes particulares do médico com respeito a seus pacientes ou, em outras palavras, de sua personalidade") é a necessidade que o médico sente de provar ao paciente, seus familiares e principalmente a si mesmo, que é eficiente, bondoso e confiável, embora saiba que se trata de uma imagem idealizada. Diz Balint: "Temos nossos temperamentos e idiossincrasias particulares, portanto nem sempre nos mostramos tão bondosos e compreensivos como desejaríamos; nosso conhecimento é incompleto e fragmentário; e mesmo com a maior boa vontade do mundo existem certos pacientes aos quais não podemos ajudar, simplesmente porque há, e sempre haverá, condições incuráveis." Admitir a falibilidade, impotência e incapacidade de transpor o limite do saber médico, é gesto que só engrandece o profissional, uma vez que sua postura de inquestionável sabedoria pode causar danos maiores que a constatação serena das próprias limitações ou, simplesmente, da incapacidade de levar adiante um tratamento que sabe estar destinado ao fracasso.

Veikko Tähkä é um psicanalista finlandês com sólida formação científica e filosófica. Crítico implacável da permanência da medicina no âmbito das ciências naturais, alerta que os seus praticantes não se dão conta de que essa impessoalidade, surgida quando a medicina deixou de ser "Arte", pode ser tão prejudicial ao paciente como a própria doença. Caso o médico não transcenda a condição de repetidor do que aprendeu nos livros técnicos, sua missão está condenada não só ao fracasso, mas pode ser tão prejudicial como um remédio indicado erradamente. Ao procurar o médico, lembra Tähkä, o paciente vive uma situação extrema de vergonha e rebaixamento da auto-estima. Espera — e precisa — encontrar uma pessoa sábia e forte, que o escute com interesse, uma vez que passa pela mesma expectativa que tinha em relação aos pais, num típico processo de regressão que Freud descreve tão bem. Mas a crítica à impessoalidade do médico não significa que ele deve enredar-se com o paciente. Ao contrário: em grande parte do livro, Tähkä dedica-se a demarcar o território ideal em que o médico e o paciente devem locomover-se. Se, de um lado, o médico não pode ser frio e distante, por outro, seu envolvimento emocional com o paciente pode ser danoso a ambos. Como sempre, alerta, a perfeição está no meio termo. Sua análise dessa questão passa por temas cuja explicação a psicanálise foi buscar no inconsciente, como os da defesa e domínio. Chama de "maneirismo" a armadura profissional atrás da qual o médico oculta suas preocupações, incertezas e hesitações. "Trata-se", diz ele, "de uma maneira estereotipada de relacionar-se e, como solução-padrão, é aplicada de modo mais ou menos imutável em situações mutantes e com diferentes pacientes." Para Tähkä, esse tipo de profissional é visceralmente incapaz de se adaptar a situações novas e relacionamentos humanos cambiantes, daí seu fracasso em não conseguir ir além da prescrição de uma receita.

Por outro lado, o médico que está à procura de um amigo, um filho ou até de um objeto erótico, vê no paciente o substituto ideal. Tähkä acha intolerável que ele busque no paciente qualquer tipo de identificação e, com isso, se apóia num dos pilares da psicanálise freudiana, que transpõe para a cena da medicina clínica. Justifica sua advertência: "A fusão emocional com o paciente e a perda do distanciamento dele tendem a enevoar a objetividade e o julgamento do médico de uma maneira que abre a possibilidade de erros até mesmo fatais em diagnósticos e tratamentos." O médico deve, assim, não só abster-se de tirar vantagem do paciente a fim de satisfazer a maior parte das suas necessidades e interesses, como adaptar-se à solidão profissional, imperativa para o êxito do tratamento. Há certo exagero nos temores de Tähkä, explicáveis não só pela sua formação profissional, como pela cultura escandinava, notoriamente avessa a demonstrações efusivas de afeto. Mas o que ele, em resumo, defende, é que a empatia do médico com paciente fique restrita aos limites do consultório, numa identificação temporária e necessária, pois colocar-se no lugar do paciente é essencial para o progresso do tratamento.

Essa identificação significa, antes de mais nada, a ausência de qualquer sinal de dominação, fulminada energicamente por ele: "Não existe nada pior [que o médico] usar sua autoridade de uma maneira que coloque o paciente na posição de uma criança a quem se diz o que fazer e não fazer." O que Tähkä condena é, fundamentalmente, o perigo de o saber (ou pretenso saber) médico transformar-se numa ditadura, subsidiado que está, cada vez mais, pelas conquistas da tecnologia e da ciência que, por sua natureza aética, oferecem perigo à dignidade do paciente como pessoa. Por outro lado, essas conquistas podem sugerir que a luta contra a doença está cada vez menos desigual, felizmente para o doente. Porém como nota Hubert Lepargneur (2), lutar contra a doença é mais do que isso, "é querer tornar-se mais gente, é tentar vencer a natureza, é não ceder facilmente à fatalidade... é esforçar-se em reconciliar teoria e a prática, o espírito e o corpo". Mas é também aceitar — para o bem ou para o mal — a participação, cada vez mais intensa, da medicina na vida das pessoas.

MEDICALIZAÇÃO DA VIDA E BIOÉTICA

Quando não havia esperança de cura, nem exames precoces para abortar o avanço de doenças então invencíveis, o papel da medicina e do médico na vida do paciente era bem mais estreito que hoje. O médico fazia diagnósticos e prognósticos usando o *faro clínico* e a experiência, inibido pela precariedade de recursos incapazes de confirmar-lhe ou não a opinião, pois a medicina, como disciplina científica tem pouco mais de cem anos. Diante da limitação do saber médico, o paciente mergulhava no limbo do abandono, restando-lhe apenas aguardar a chegada da morte. A partir da primeira metade do século 20, os tempos mudaram — e mudam de forma vertiginosa — causando o que se convencionou chamar medicalização da vida, ou seja, a intensa participação das instituições médicas na vida das pessoas, primeiro devido à proliferação de superespecializações e em seguida extraordinariamente aumentada à medida que a descoberta de novos medicamentos, exames sofisticados e recursos tecnológicos acrescentam dígitos sucessivos à expectativa de vida. Mas expectativa com um mínimo de dignidade, é óbvio. Quem vegeta no leito deve ter sua agonia prolongada graças aos recursos da medicina moderna?

Esse é o dilema cuja solução muitos defendem com a descriminação do suicídio assistido e da eutanásia, prática esta legalizada recentemente na Holanda pela primeira vez no mundo moderno. Refletindo sobre a velhice parasitária, o médico americano de origem francesa Alexis Carrel adverte que a longevidade é desejável, desde que prolongue a juventude, mas intolerável se prolongar a velhice: "Durando mais que a juventude, a velhice transforma o idoso numa sobrecarga para os seus se não puder prover às próprias necessidades. Por isso, antes de tornar mais longa a vida dos homens, é preciso achar o processo de conservar até o fim as suas atividades orgânicas e mentais". Detestado por suas posições extremistas (defendia a supremacia fisiológica e intelectual da raça branca), declara não entender para que serve aumentar a duração da vida de idosos que são "infelizes, egoístas, estúpidos e inúteis". Schopenhauer, com o pessimismo habitual, recomendava a eutanásia para os idosos, cuja apatia os transforma em patéticos autômatos.

Montaigne, que manteve com a medicina uma relação marcada pela desconfiança, é da mesma opinião, ao perguntar se não é insanidade um velho pedir a Deus que lhe mantenha intacta a saúde e inteiro o vigor. E, citando Platão: para o filósofo grego, Asclépios jamais deveria pretender, com suas prescrições, fazer durar um corpo devastado pela velhice, inútil à sociedade e à família. O papa Pio XII, indo na contramão dos seus antecessores, causou indignação num pronunciamento, feito em 20 de agosto de 1956, ao dizer que a norma ética não se situa na manutenção pura e simples da vida, mas na manutenção da vida verdadeiramente humana. O saudoso economista Roberto Campos, frasista ofuscante, gostava de repetir que o único crepúsculo bonito é o da natureza, o dos deuses é sempre trágico e o dos homens, uma chatice. E Charles de Gaulle lamentava, há meio século: "A velhice é um naufrágio." O pensador francês Roger Mehl constata com melancolia: "Se o envelhecimento deve ter um fim para impedir que afundemos num imobilismo esclerosado, esse envelhecimento é, por sua vez, o maior escândalo da existência."

Refletindo sobre a condição do doente que permanece longo tempo sob cuidados hospitalares e médicos, sem que na maioria das vezes haja esperança de cura, Friedrich Nietzsche, com o niilismo habitual, não usa meias palavras: propõe que seja sumariamente eliminado porque se tornou "um parasita da sociedade", devendo portanto receber dela profunda repulsa por prosseguir vegetando, em vez de morrer de maneira orgulhosa – pois, tendo dissipados a auto-estima e o orgulho de estar vivo, uma morte em "condições desprezíveis" o espera. Pregando a defesa do que chama de "morte livre", critica ferozmente as tentativas de manter o doente com vida, sem lhe dar o direito de abandoná-la quando seu fardo se torna insuportável, e a falta de coragem para se suicidar – decisão que, para o vulcânico filósofo alemão, é a coisa mais digna a fazer. Seu radicalismo teve pelo menos o mérito de antecipar as modernas discussões sobre que parâmetros devem ser usados para afirmar até que ponto pode ser considerado "vivo" o doente com as funções vitais mantidas à custa de aparelhos. Mais sereno e ponderado, o médico canadense William Osler, para quem "a medicina é a ciência da incerteza e a arte da probabilidade", fez uma cruzada memorável contra a prescrição indiscriminada de exames e medicamentos. Ao combater tenazmente as posturas dogmáticas dos colegas para os quais a importância do paciente como pessoa era uma postura romântica e nada científica da medicina, propôs um modelo de relação médico/paciente baseado no respeito mútuo, mas também na necessidade de o médico ser treinado para não ser um mero subscritor de receitas, como se essa fosse a única razão de ser da sua profissão, aprendida, segundo ele, mais na cabeceira do doente do que na escola.

No terreno da ficção, a medicalização da vida ganhou uma dimensão insuperável no oceânico romance de Marcel Proust, *Em Busca do Tempo Perdido*. Nesse contexto é também digno de registro um dos maiores romances de idéias do século 20, *A Montanha Mágica*, de Thomas Mann, no qual a doença (metáfora de um mundo agonizante), com seus longos e sofridos tratamentos, costura a história dos atormentados personagens. Porém, é na narrativa de Proust, filho de um eminente médico parisiense, que vida – ou melhor, existência – e doença são conceitos inseparáveis, como que se legitimando e se rejeitando mutuamente. Castigado por severas crises de asma desde os 9 anos de idade, Proust concebeu sua magistral epopéia intimista como um verdadeiro tratado crítico e ao mesmo tempo irônico sobre as limitações da medicina e os seus diagnósticos contraditórios, mas principalmente na busca de cura mediante medicamentos e tratamentos quase sempre condenados ao fracasso. Na verdade, Proust, o narrador em briga constante com sua *persona*, desconfia tanto da cura do corpo como da alma de uma Paris alienada e fútil, com a qual manteve uma tortuosa relação de paixão e desprezo.

Porém é com esse gigante da reflexão sobre a natureza humana, o pensador vienense Ivan Illich, morto em 2002 com 76 anos de idade, que a medicalização da vida registra provavelmente as mais instigantes reflexões. Radicado nos Estados Unidos desde 1951, foi um crítico feroz dos excessos praticados pelos médicos na tentativa de manter a vida a qualquer custo, chegando a fazer a polêmica afirmação de que a medicina, mais do que a doença, pode ser a verdadeira ameaça à vida dos pacientes. É famosa também a sua acusação de que o médico se preocupa mais em *auscultar* o paciente do que em *escutá-lo*, apagando com isso a face humana da medicina. Illich foi um dos primeiros cientistas a alertar para os perigos da perseguição obsessiva pela saúde física, tão inútil como as panacéias aplicadas na cura de doentes terminais. Para ele, o conceito "saúde perfeita" passou, principalmente nos grande centros – onde o aparato tecnológico é mais sofisticado – a ser considerado a metáfora suprema das aspirações humanas, e, para supostamente mantê-la, as pessoas são estimuladas, por uma propaganda perversa, a se submeterem a tratamentos caros e inócuos. Porém, o realista Illich sabia que as suas críticas aos excessos da medicalização e aos limites da medicina cairiam no vazio porque a obrigação, justificada por uma ética discutível, de manter biologicamente vivo um organismo devastado irreversivelmente pela doença está arraigada em conceitos culturais e religiosos que dificilmente serão derrotados pelo pensamento liberal, sensível aos sofrimentos do paciente e dos seus familiares.

Mas a medicina não tem apenas aumentado a longevidade, a qualquer preço, das pessoas: seu progresso vertiginoso, que faz dela uma aventura cada vez mais científica e tecnológica, empalidece-lhe a face humana. Os benefícios trazidos por esse progresso são óbvios, e neles o médico que defende uma relação meramente contratual e, portanto, despida de qualquer espécie de envolvimento com o paciente, encontra mais um argumento para legitimá-la. Quando esse médico atende quem nada mais espera do que a cura para os seus males, a frieza do profissional pouco lhe importa, pois conta apenas com sua competência. Casos assim são uma exceção. A regra, repita-se, é a necessidade da demonstração, pelo médico, de um real interesse humano pelo paciente, transmitindo-lhe a sensação de que ele tem importância *real* como pessoa, e não é apenas um nome a mais na sua agenda de consultas. Seu desempenho profissional deve, portanto, complementar e não esgotar sua relação com quem o procura.

Ainda é prematuro falar nas alterações que o progresso científico poderá causar na relação médico/paciente, mas o que se pode prever é que ela caminha rapidamente para a desumanização, voltando o paciente a ser, como duzentos anos atrás, um simples *cliente* e, nessa condição, receber a assistência médica como uma impessoal, embora cada vez mais tecnicamente eficiente, prestação de serviços. Talvez seja esse mesmo o futuro da medicina: o médico ficará restrito a um novo papel, o de um técnico que prescreve, seguindo um código rígido de procedimentos, exames e cirurgias programadas em softwares e executadas por robôs. Nessa cena já nem tanto futurista, o papel do médico *confortador* será algo incompreensível, tanto para ele como para o paciente? Deixemos no ar a pergunta incômoda, sem resposta por enquanto, mesmo porque desdobramentos imprevisíveis poderão fazer que o médico, conduzido e até "anulado" pelas conquistas tecnológicas, mergulhe numa atmosfera irrespirável de automatismo e condicionamentos e redescubra a face esquecida da sua missão primeva: ver no paciente *um outro eu mesmo* e, com isso, como disse Aristóteles, resgatar a própria individualidade.

A medicalização da vida, conseqüência do progresso tecnológico, remete a outro tema de crescente importância decorrente do ramo da ética enquanto código moral que regula questões que envolvem direta e indiretamente o respeito ao indivíduo e à natureza: a bioética. Discutida há trinta anos nos Estados Unidos e nos países adiantados da Europa, só recentemente vem sendo objeto de reflexão por parte dos estudiosos brasileiros preocupados com a inserção de valores morais na busca pelo aumento da qualidade de vida e com os efeitos, nela, das conquistas científicas e tecnológicas. Ubiratan D'Ambrosio, professor emérito da Universidade de Campinas, adverte que a única oportunidade de sobrevivência para a humanidade é adotar uma ética adequada para os nossos tempos, que ele chama de "ética da diversidade", e não apenas de uma ética reguladora da ciência ou da tecnologia, que por sua própria natureza reduz a campos limitados a aplicação de princípios éticos universais reguladores das suas respectivas atividades e capazes de estabelecer os limites e as conseqüências da ciência e da tecnologia. Diz D'Ambrosio: "A responsabilidade de se estabelecer e garantir a paz no mundo cabe à nossa espécie. Essa responsabilidade se exerce através de uma ética cuja essência reduz a ciência e a tecnologia às suas dimensões de meros resultantes da necessidade do homem de sobreviver e de transcender sua própria existência. (...) A bioética, por sua natureza reguladora do agir humano, precisa ter em conta os limites da sua atuação, se não quiser ver seu objetivo transfigurado em mais uma expressão do totalitarismo científico e etnológico."

A palavra bioética foi criada pelo bioquímico e renomado oncologista americano Van Rensselaer Potter (morto em 2001), que a utilizou pela primeira vez em 1970 num artigo em que antecipava trechos de um livro seu que seria publicado no ano seguinte, para definir os padrões de uma ética ambiental universal, bem como chamar a atenção da importância das ciências biológicas na criação de novos procedimentos visando melhorar a qualidade de vida, independentemente das raças, religiões e culturas.

Desde então, o termo tem sido utilizado com vários significados, embora todos girem em torno do primado do humanismo e dos princípios morais nas conquistas científicas e nos procedimentos que possam pôr em risco a liberdade, a integridade física e o bem-estar das pessoas e dos animais usados indiscriminadamente em pesquisas, pelos vivissecsionistas ou não. Por caminhar a reboque das conquistas tecnológicas, a bioética continuará por muito tempo a ser um livro inacabado, sujeito a revisões, alterações e acréscimos à medida em que elas avançam, provocando novos modelos de convivência entre o médico e o paciente.

Os que condenam o aborto, a eutanásia, a fertilização *in vitro*, a clonagem e o transplante de órgãos pertencem ao ramo mais radical da bioética, aquele que sacrifica a vontade do sujeito à vontade supostamente coletiva, para a qual constitui bem inalienável qualquer ato que interfira numa *vontade* maior, a da manutenção da vida a qualquer preço (vejam-se as controvertidas pesquisas sobre congelamento de corpos), vale dizer, da espécie, com a conseqüente banalização da individualidade. Nesse sentido, a Declaração Ibero-Latino-Americana sobre Ética e Genética, a chamada Declaração de Manzanillo, de 1996, revisada em 1998, mostra a preocupação dos que a assinaram com as conseqüências que "a manipulação irresponsável do genoma humano, parte comum da humanidade e não expressão meramente simbólica, pode trazer à humanidade, caso não se observem princípios éticos elementares norteados pelo respeito à privacidade e intimidade dos indivíduos". Preocupação idêntica encontra-se na Declaração Universal sobre o Genoma e os

Direitos Humanos apresentada pela Assembléia Geral da Unesco em novembro de 1997.

Num artigo publicado em 1993 na *Revista de Bioética*, Joaquim Clotet, professor da PUC de Porto Alegre, observa que a bioética, embora não possua novos princípios médicos fundamentais, vê-se desafiada a enfrentar situações novas decorrentes do progresso das ciências biomédicas. Para ele, a bioética é a "expressão crítica dos nossos interesses em usar de maneira correta as conquistas da medicina para propiciar um atendimento eficaz nos problemas que dizem respeito à vida, saúde e morte". Daí a necessidade de estabelecer-lhe um paradigma de referência antropológico-moral que estabeleça de forma inquestionável o valor supremo da pessoa, sua liberdade e autonomia, princípios que exigem do médico o respeito à vontade do paciente, seus valores morais e crenças, e reconheça o seu domínio sobre a própria vida e o respeito à sua privacidade e intimidade.

Como lembra o pensador francês André Comte-Sponville, os meios de que dispõe a medicina para salvar vidas devem submeter-se a primados éticos indispensáveis no trato com o paciente: "Porque tem o homem como objeto, a medicina está também sujeita a exigências éticas que nenhuma ciência jamais poderá abolir nem substituir. Quem admitiria que se façam experiências, sem a concordância delas, com as 'cobaias' humanas. (...) A bioética, como se diz hoje, não é uma parte da biologia; é uma parte da ética, se se quiser ser, o que equivale a dizer (já que a ética não é um saber), uma parte de nossa responsabilidade simplesmente humana: deveres do homem para com outro homem, e de todos para com a humanidade." Novas questões, originárias direta ou indiretamente da bioética, mas que dizem respeito à necessidade de reformular o código de ética proposto por Hipócrates, levaram médicos europeus e americanos a divulgar recentemente (fevereiro de 2002) uma carta de princípios. Nela propõem a adoção de punições mais severas para os maus profissionais, lembram à classe a necessidade de manter-se atualizada com as novas tecnologias, e principalmente de estar preparada para relacionar-se com o paciente jovem do século 21, que não se enquadra no modelo daquele desinformado e passivo com o qual estava acostumada a lidar, o que por sua vez gera novos desafios éticos que precisam ser discutidos o mais amplamente possível.

As implicações da bioética na conduta médica – com reflexos no âmbito das ciências jurídicas – refletem-se na relação do médico com o paciente de duas maneiras, paradoxalmente opostas: visam contribuir para melhor qualidade de vida, mas ao mesmo tempo são uma ameaça à preservação dos direitos fundamentais do paciente. Por outro lado, se as conquistas científicas propiciam tratamentos e exames inimagináveis há apenas uma década, também estabelecem novos padrões de conduta, tanto por parte do profissional como do paciente. Até que ponto essa relação poderá se sustentar, preservando-se a dedicação pessoal do médico, é questão em aberto principalmente porque, como adverte Clotet, não existe mais a imagem do médico que conhecia seu paciente e cuidava dele anos a fio, uma vez que novos padrões de conduta determinam as relações e decisões na medicina contemporânea. Para ele, "a ênfase social e política pelo reconhecimento dos direitos fundamentais das pessoas, sem distinção de classe, sexo e idade, está repercutindo também no mundo da medicina. (...) O reconhecimento do paciente como pessoa, com valores fundamentais e determinados, é uma vitória sobre o poder da classe médica ao longo da história."

A bioética, que nada mais é que a busca de soluções para os conflitos de valores no universo da intervenção biomédica, diz respeito à conduta com que o médico deve tratar o seu paciente não apenas no âmbito profissional, mas sobretudo no que valida um indivíduo como pessoa. Neste sentido integra questões tão antigas quanto as existentes no campo da ética como filosofia moral, tal como entendida por Sócrates, que nos conduz a pensar, como agentes morais autônomos que somos, em termos gerais e críticos, sobre tudo que diga respeito à dignidade da condição humana. Adequar a responsabilidade moral, neste excitante e novo capítulo da história da medicina, às conquistas e aos perigos da anulação da individualidade do paciente é desafio extraordinário para os profissionais conscientes das suas novas responsabilidades.

Despida de qualquer conotação ideológica, ortodoxa, dogmática ou religiosa, a bioética laica (mas não necessariamente anti-religiosa) como muitos estudiosos preferem chamar, não questiona e nem se dispõe a enriquecer o saber médico, mas o complementa ao fixar-lhe limites morais embebidos da visão humanista e antropocêntrica do mundo. Esses princípios dizem respeito, no contexto da relação médico/paciente, à *validação* do paciente como parceiro dessa relação, o que não é novidade, pois estão estatuídos no capítulo I do Código de Ética Médica brasileiro (*veja apêndice*). Peça perfeita na teoria, e citada entre as mais avançadas no quesito de proteção ao paciente, sua obediência na íntegra, porém, é uma quimera. Além de propor um modelo de atendimento altamente idealizado, que a rotina impessoal dos consultórios se incumbiu de pulverizar, impõe deveres e garante direitos ao

119

médico incompatíveis com a realidade econômica e social do país: leia-se, por exemplo, o que dispõem os artigos 22 a 24, 27, 40, 77, 86 e 92.

A proliferação dos chamados portais médicos na internet está no centro de um debate que coloca, de um lado, profissionais céticos em relação à sua utilidade, e de outro, pacientes ansiosos e entusiasmados com a quantidade de informações sobre seus males que provavelmente não receberiam dos seus médicos, raramente dispostos a prestá-las. O profissional consciente e responsável, sintonizado com o seu tempo, vê-se, assim, cada vez mais desafiado por dilemas morais que precisa resolver não apenas com seus conhecimentos teóricos e práticos, mas também, e principalmente, com sua *formação ética* e *moral*, pois é ela que lhe ditará as justificativas últimas da conduta frente às necessidades e expectativas do paciente e da sociedade à qual ambos pertencem.

Existem motivos de sobra para os estudiosos da bioética se preocuparem com o formidável progresso científico e tecnológico e suas repercussões na salvaguarda dos direitos pessoais inalienáveis. Trata-se de questionamento complexo porque esse progresso poderá caminhar na contramão da liberdade e da dignidade das pessoas, enquanto promete a cura dos seus males. Quem se arrisca a garantir que o império da ciência não nos transformará em indefesos servos da sua face totalitária, a que oferece a possibilidade de curar doenças à custa da alienação da dignidade humana *tout court*? Quem garante que a ciência não "progredirá" até o ponto de exercer um controle ditatorial sobre o processo evolutivo, fazendo-o virar-se contra nós na medida em que a evolução deixará de ser espontânea, mas dirigida a bel-prazer pelos que detêm as tecnologias para tal fim?

Essas questões, que estão na ordem do dia, discutem temas como as pesquisas (consentidas ou não) em seres humanos, os limites da clonagem, a produção e o descarte de embriões nos processos de fertilização *in vitro*, a manipulação de células-tronco embrionárias, os progressos da neurociência, a popularização da telemedicina. Por sua vez, equipes de cientistas vêm pesquisando técnicas de congelamento de corpos que teoricamente poderiam se tornar imortais, ou pelo menos embaralhar os conceitos de morte e vida, mas já despertam desafios de grande complexidade. Congelar alguém que ainda não está cerebralmente (ou legalmente) morto é eticamente aceitável? O congelado é uma pessoa "viva" e, como tal, detentor de direitos e obrigações, ou eles passam a seus descendentes enquanto ela não for "ressuscitada", o que poderá ou não ocorrer? Essas são algumas das perguntas que a criogenia tem provocado. Mas a principal é se ela poderá algum dia contribuir para derrotar a morte.

A MORTE NO HORIZONTE

Quem já passou pela experiência de uma doença grave, ou está passando por ela, conhece a dificuldade de incorporar a súbita condição de paciente, num rito de passagem marcado por desespero, revolta e desamparo. Vivemos entre dois reinos, disse a escritora americana Susan Sontag: o da saúde e o da doença, e nenhum de nós sabe quando vamos atravessá-lo e o que a jornada nos reserva. Ficar doente não significa somente deixar de ser saudável e ficar à margem do mundo, mas ingressar na noite escura da incerteza, do imprevisível, da dependência das pessoas próximas e... da medicina. Ela vai nos curar? Vai nos devolver ao reino onde retomaremos a antiga rotina, embora tantas vezes, com sua monótona repetição, nos tenha parecido intolerável? O que esperamos do saber médico é que nos cure, e do agente desse saber, um apoio sincero, empenhado, que nos faça sentir menos desvalidos e entregues à própria sorte. Mas no fundo, o que gostaríamos de exigir desse saber é que nos livrasse das garras geladas da morte. Por sua vez, a pessoa sadia, ao sentir-se compungida pela situação do doente, procura imaginar como suportaria seus sofrimentos. Esta identificação, contudo, é discutível: se cada pessoa experimenta emoções de forma particular, o doente tem sua maneira de sentir modificada profundamente pela própria moléstia, que o paralisa numa sujeição jamais experimentada. Mesmo assim, recusa-se a pensar na própria morte.

Nossa sistemática insistência em negar a morte remonta às origens do pensamento ocidental. O oriental também a nega, embora deplore esse destino. A rotina da nossa vida é escapista, estranha à dos monges trapistas que, ao se saudarem no silêncio do mosteiro, murmuram: *memento mortis*, lembra-te da morte. Há certo romantismo trágico na aceitação da sua inevitabilidade, o que nos ajuda a tolerar os sofrimentos da vida, mas na mesmice da rotina diária fazemos o possível para nos mantermos ocupados de diversas maneiras e pelo maior tempo possível, tentando esquecer que ela *existe*, porque é no ócio, no tédio e na solidão não desejada que o seu espectro nos assombra impiedosamente. É de Epicuro a negação famosa: "Enquanto sou, a morte não é; e desde que ela seja, não sou mais", e de John Donne o inútil desafio: "Quem pensa que abateste, pobre Morte, / Não morre; nem matar podes a mim." Pode, é claro, mesmo que, como o destemido espadachim Cyrano de Bergerac na peça homônima de Edmond Rostand, empunhemos a espada contra o seu espectro e gritemos sem esperança de vitória: "Eu sei que afinal eu me bato e não vos mato, mas não faz mal, eu me bato, eu me bato, eu me bato." Fiquemos, porém, com o realismo de Montaigne, que num dos seus imortais *Ensaios* afirma que toda a sabedoria humana deve estar voltada a ensinar o homem a não temer a morte. Ou com a melancólica constatação de Vilém Flusser: "Esta é a morte. Esta é a meta de tudo. Esta é a paz e a calma."

Ai de nós, alimentamos a fantasia de que só os outros morrem: o problema da morte, disse Miguel de Unamuno, *no es la muerte, sino el que yo muera*, isto é, ninguém pode morrer pelo outro. E não pode porque, diz a pensadora francesa Françoise Dastur, "o morrer não é somente uma determinação extrínseca da existência, um 'acidente' da substância 'homem', mas, ao contrário, um atributo essencial deste". É também sobre esse desconsolo que versa *A morte de Ivan Ilitch*, de Leon Tolstói. Quando o protagonista dessa novela, uma das mais soberbas da literatura mundial, fica doente, começa sua via crucis: os diagnósticos nada concluem, os prognósticos são vagos e os remédios, inócuos. A doença devasta-o lenta e metodicamente. Consciente da gravidade do seu estado, constata a impotência da medicina e a indisfarçável impaciência dos seus familiares, ansiosos para ver a cortina fechar sobre o último ato de uma vida irrelevante. O clímax da narrativa, com claro viés religioso, é alcançado quando o moribundo, revoltando-se contra o fato de não poder morrer a própria morte, expulsa o médico e a família do quarto para que possa radicalizar a despedida, sem testemunhas e cúmplices, da sua agora redentora solidão.

O patético personagem de Tolstói mostra que o aprendizado da morte é tarefa que cabe exclusivamente a cada um. Como ensinou Sêneca: "Deve-se aprender a viver por toda a vida e, por mais que te inquietes, a vida toda é um aprender a morrer." Se a tarefa de nos ensinar a *ir a óbito* não é dos médicos, pois iria de encontro à própria razão de ser do seu ofício, de quem será? Da filosofia, responderiam os filósofos para os quais ela nada mais é que um exercício para a morte: o exemplo de Sócrates é, nesse sentido, canônico. Da literatura, afirmariam os escritores, cuja obra se alimenta do absurdo da vida. Mas mesmo que vejamos a morte com indiferença, sempre será difícil renunciar a ela com estóica tranqüilidade, adverte a psiquiatra americana Elisabeth Kübler-Ross. E essa inquietação, diz ela, é aumentada pelo fato de que, modernamente, morrer é algo que acontece no hospital, instituição pela própria natureza despersonalizada, sem tempo nem lugar para conviver com as necessidades emocionais dos enfermos.

A morte em casa, a antiga, tocante e íntima liturgia do adeus oficiada pelo carinho apreensivo da família e das orações murmuradas foi substituída pelo aparato da equipe sanitária e pelo pulsar dos monitores hopitalares. É também esse cenário da morte asséptica que incomoda o historiador francês Philippe Ariès: "A morte recuou e deixou a casa pelo hospital. Está ausente do mundo familiar de cada dia. O homem de hoje, por não vê-la com muita freqüência, a esqueceu, ela se tornou selvagem e apesar do aparato científico que a reveste, perturba mais o hospital, lugar de razão e técnica, que o quarto da casa, lugar dos hábitos da vida cotidiana." Por isso é que os médicos experientes, atentos à "coisificação" causada pela permanência no hospital, tentam abreviá-la o quanto possível. Como adverte Jayme Landmann, pensador citado por Hubert Lepargneur (1), longe da família o sujeito deixa de ser uma pessoa e transforma-se num doente, nada mais podendo decidir sobre a sua vida. Essa decisão passa a pertencer aos médicos, são eles que determinarão o que deve e o que pode ser feito — e ninguém pode ousar opor-se a esse poder. Assim, com a doença perde-se não só a saúde, mas outro bem tão ou mais valioso que ela: a liberdade. Por isso, os escritos românticos de todos os tempos e lugares vêem a doença como ascese, a moldura mística da sagração da morte.

Por sua vez, a doença prolongada, com seus sofrimentos catárticos, pode transformar-se numa "companhia", fato que os médicos conhecem bem, e que se observa com freqüência em pessoas idosas e solitárias, acomodadas nos seus sofrimentos, reais ou exagerados. Isso porque, enquanto a moléstia prolongada e incurável teima em manter o doente vivo, funciona como uma *persona* a que ele se apega com todas as forças. Essa atitude é justificada pelo pensador americano Ernest Becker como uma das tragédias do destino: "As dores que sentimos, as doenças reais ou imaginárias oferecem algo de novo para nos relacionarmos, impedindo que nos desprendamos do mundo e que nos atolemos no desespero de absoluta solidão e futilidade." Nem sempre, porém, isso acontece. Quando uma doença grave se manifesta, seu portador pergunta-se: *por que eu?* À sensação de incredulidade e estupor pode advir uma revolta permanente. Ter sido o escolhido, e não outrem, faz com que dirija toda a sua raiva e intemperança ao destino, como se pudesse sensibilizá-lo com suas imprecações. Por isso, o tema da inserção da morte na vida passa necessariamente pela reflexão sobre a saúde, que Hubert Lepargneur (2) define como "uma doença constantemente sob controle, afastada ou vencida". E o que ela simboliza, diz, não é apenas o absurdo: "é uma autêntica expressão da imperfeição da criação, da incerteza do destino, dos limites da humanidade". Limites estes que a morte se incumbe de demarcar.

"A morte marca, se não o fracasso, pelo menos o limite da medicina. (...) Esperamos [dos médicos] que nos curem, mas também, obscura, absurdamente, que nos impeçam de morrer. Como o poderiam? Esta é mesmo, porém, a função explícita deles: tratar é combater a morte em seu terreno, que é a vida, mas no fim é sempre a morte que ganha, e todos os progressos do mundo não mudarão isso. (...) Medicina, onde está tua vitória?" É verdade: onde está? Quem faz pergunta é André Comte-Sponville. Que direito temos de esperar que o médico nos salve da morte anunciada pela doença? Nenhum, mas insistimos, esbravejamos e, por fim, mergulhamos na perplexidade das coisas indizíveis. Racionalmente sabemos que a medicina jamais derrotará a morte, mas quem aceita impassível a notícia da sua doença ou a de uma pessoa querida? Deveria ser possível esperar um comportamento balizado pela razão diante de um evento igualmente racional que é a morte, mas o impulso de brandir o dedo acusador para o fracasso da medicina e a impotência dos médicos é irresistível. Por sua vez, como diz Veikko Tähkä, o paciente moribundo faz o médico sentir-se consideravelmente menor, comparado à imagem irrealista e idealizada de onipotente que possa ter de si mesmo. Ao pretender que a medicina nos torne imortais, estamos não só negando a morte como esperando dessa ciência um poder que não tem e jamais terá. Por isso, quando uma vida acaba, quando o saber médico sucumbe à inevitável Ceifeira, costumamos perguntar, com raiva e perplexidade, se foi feito *tudo* que se podia. A resposta afirmativa serve de consolo, mas permanecemos insatisfeitos por que gostaríamos que os recursos existentes fossem infinitos. Por isso, abandonar essa fantasia é decisão sábia, essencial para o aprimoramento da relação do paciente com seu médico. E a missão deste, ao acompanhar o doente desenganado (livre do engano de ser imortal?), tem um irônico epílogo: sabendo que nada mais pode fazer por ele, espera na morte o único antídoto capaz de *curá-lo*, mas que estranho bálsamo definitivo ela é. Tão estranho que a proximidade do desenlace pode levar a relação do médico com seu paciente ao paroxismo de um resgate contraditório, magistralmente descrito no apelo de Virgílio (imaginado por Hermann Broch no seminal romance *A Morte de Virgílio*) a Charondas: "Ó médico que és, cura-me para que eu possa morrer."

APÊNDICE

CÓDIGO DE ÉTICA MÉDICA
*Resolução do Conselho Federal de Medicina n° 1246/88
publicada no Diário Oficial da União em 26.01.88*

PREÂMBULO

I- O presente Código contém as normas éticas que devem ser seguidas pelos médicos no exercício da profissão, independentemente da função ou cargo que ocupem.

II- As organizações de prestação de serviços médicos estão sujeitas às normas deste Código.

III- Para o exercício da Medicina, impõe-se a inscrição no Conselho Regional do respectivo Estado, Território ou Distrito Federal.

IV- A fim de garantir o acatamento e cabal execução deste Código, cabe ao médico comunicar ao Conselho Regional de Medicina, com discrição e fundamento, fatos de que tenha conhecimento e que caracterizem possível infringência do presente Código e das Normas que regulam o exercício da Medicina.

V- A fiscalização do cumprimento das normas estabelecidas neste Código é atribuição dos Conselhos de Medicina, das Comissões de Ética, das autoridades da área de saúde e dos médicos em geral.

VI- Os infratores do presente Código sujeitar-se-ão às penas disciplinares previstas em lei.

Capítulo I

PRINCÍPIOS FUNDAMENTAIS

Art. 1º- A Medicina é uma profissão a serviço da saúde do ser humano e da coletividade e deve ser exercida sem discriminação de qualquer natureza.

Art. 2º- O alvo de toda a atenção do médico é a saúde do ser humano, em benefício da qual deverá agir com o máximo de zelo e o melhor de sua capacidade profissional.

Art. 3º- A fim de que possa exercer a Medicina com honra e dignidade, o médico deve ter boas condições de trabalho e ser remunerado de forma justa.

Art. 4º- Ao médico cabe zelar e trabalhar pelo perfeito desempenho ético da Medicina e pelo prestígio e bom conceito da profissão.

Art. 5º- O médico deve aprimorar continuamente seus conhecimentos e usar o melhor do progresso científico em benefício do paciente.

Art. 6º- O médico deve guardar absoluto respeito pela vida humana, atuando sempre em benefício do paciente. Jamais utilizará seus conhecimentos para gerar sofrimento físico ou moral, para o extermínio do ser humano ou para permitir e acobertar tentativa contra sua dignidade e integridade.

Art. 7º- O médico deve exercer a profissão com ampla autonomia, não sendo obrigado a prestar serviços profissionais a quem ele não deseje, salvo na ausência de outro médico, em casos de urgência, ou quando sua negativa possa trazer danos irreversíveis ao paciente.

Art. 8º- O médico não pode, em qualquer circunstância ou sob qualquer pretexto, renunciar à sua liberdade profissional, devendo evitar que quaisquer restrições ou imposições possam prejudicar a eficácia e correção de seu trabalho.

Art. 9º- A Medicina não pode, em qualquer circunstância ou de qualquer forma, ser exercida como comércio.

Art. 10- O trabalho do médico não pode ser explorado por terceiros com objetivos de lucro, finalidade política ou religiosa.

Art. 11- O médico deve manter sigilo quanto às informações confidenciais de que tiver conhecimento no desempenho de suas funções. O mesmo se aplica ao trabalho em empresas, exceto nos casos em que seu silêncio prejudique ou ponha em risco a saúde do trabalhador ou da comunidade.

Art. 12- O médico deve buscar a melhor adequação do trabalho ao ser humano e a eliminação ou controle dos riscos inerentes ao trabalho.

Art. 13- O médico deve denunciar às autoridades competentes quaisquer formas de poluição ou deterioração do meio ambiente, prejudiciais à saúde e à vida.

Art. 14- O médico deve empenhar-se para melhorar as condições de saúde e os padrões dos serviços médicos e assumir sua parcela de responsabilidade em relação à saúde pública, à educação sanitária e à legislação referente à saúde.

Art. 15- Deve o médico ser solidário com os movimentos de defesa da dignidade profissional, seja por remuneração condigna, seja por condições de trabalho compatíveis com o exercício ético-profissional da Medicina e seu aprimoramento técnico.

Art. 16- Nenhuma disposição estatutária ou regimental de hospital ou instituição pública ou privada poderá limitar a escolha por parte do médico dos meios a serem postos em prática para o estabelecimento do diagnóstico e para a execução do tratamento, salvo quando em benefício do paciente.

Art. 17- O médico investido em função de direção tem o dever de assegurar as condições mínimas para o desempenho ético-profissional da Medicina.

Art. 18- As relações do médico com os demais profissionais em exercício na área de saúde devem basear-se no respeito mútuo, na liberdade e independência profissional de cada um, buscando sempre o interesse e o bem estar do paciente.

Art. 19- O médico deve ter, para com os seus colegas, respeito, consideração e solidariedade, sem, todavia, eximir-se de denunciar atos que contrariem os postulados éticos à Comissão de Ética da instituição em que exerce seu trabalho profissional e, se necessário, ao Conselho Regional de Medicina.

Capítulo II

DIREITOS DO MÉDICO

É direito do médico:

Art. 20- Exercer a Medicina sem ser discriminado por questões de religião, raça, sexo, nacionalidade, cor, opção sexual, idade, condição social, opinião política ou de qualquer outra natureza.

Art. 21- Indicar o procedimento adequado ao paciente, observadas as práticas reconhecidamente aceitas e respeitando as normas legais vigentes no País.

Art. 22- Apontar falhas nos regulamentos e normas das instituições em que trabalhe, quando as julgar indignas do exercício da profissão ou prejudiciais ao paciente, devendo dirigir-se, nesses casos, aos órgãos competentes e, obrigatoriamente, à Comissão de Ética e ao Conselho Regional de Medicina de sua jurisdição.

Art. 23- Recusar-se a exercer sua profissão em instituição pública ou privada onde as condições de trabalho não sejam dignas ou possam prejudicar o paciente.

Art. 24- Suspender suas atividades, individual ou coletivamente, quando a instituição pública ou privada para a qual trabalhe não oferecer condições mínimas para o exercício profissional ou não o remunerar condignamente, ressalvadas as situações de urgência e emergência, devendo comunicar imediatamente sua decisão ao Conselho Regional de Medicina.

Art. 25- Internar e assistir seus pacientes em hospitais privados com ou sem caráter filantrópico, ainda que não faça parte do seu corpo clínico, respeitadas as normas técnicas da instituição.

Art. 26- Requerer desagravo público ao Conselho Regional de Medicina quando atingido no exercício de sua profissão.

Art. 27- Dedicar ao paciente, quando trabalhar com relação de emprego, o tempo que sua experiência e capacidade profissional recomendarem para o desempenho de sua atividade, evitando que o acúmulo de encargos ou de consultas prejudique o paciente.

Art. 28- Recusar a realização de atos médicos que, embora permitidos por lei, sejam contrários aos ditames de sua consciência.

Capítulo III
RESPONSABILIDADE PROFISSIONAL

É vedado ao médico:

Art. 29- Praticar atos profissionais danosos ao paciente, que possam ser caracterizados como imperícia, imprudência ou negligência.

Art. 30- Delegar a outros profissionais atos ou atribuições exclusivos da profissão médica.

Art. 31- Deixar de assumir responsabilidade sobre procedimento médico que indicou ou do qual participou, mesmo quando vários médicos tenham assistido o paciente.

Art. 32- Isentar-se de responsabilidade de qualquer ato profissional que tenha praticado ou indicado, ainda que este tenha sido solicitado ou consentido pelo paciente ou seu responsável legal.

Art. 33- Assumir responsabilidade por ato médico que não praticou, ou do qual não participou efetivamente.

Art. 34- Atribuir seus insucessos a terceiros e a circunstâncias ocasionais, exceto nos casos em que isso possa ser devidamente comprovado.

Art. 35- Deixar de atender em setores de urgência e emergência, quando for de sua obrigação fazê-lo, colocando em risco a vida de pacientes, mesmo respaldado por decisão majoritária da categoria.

Art. 36- Afastar-se de suas atividades profissionais, mesmo temporariamente, sem deixar outro médico encarregado do atendimento de seus pacientes em estado grave.

Art. 37- Deixar de comparecer a plantão em horário preestabelecido ou abandoná-lo sem a presença de substituto, salvo por motivo de força maior.

Art. 38- Acumpliciar-se com os que exercem ilegalmente a Medicina, ou com profissionais ou instituições médicas que pratiquem atos ilícitos.

Art. 39- Receitar ou atestar de forma secreta ou ilegível, assim como assinar em branco folhas de receituários, laudos, atestados ou quaisquer outros documentos médicos.

Art. 40- Deixar de esclarecer o trabalhador sobre as condições de trabalho que ponham em risco sua saúde, devendo comunicar o fato aos responsáveis, às autoridades e ao Conselho Regional de Medicina.

Art. 41- Deixar de esclarecer o paciente sobre as determinantes sociais, ambientais ou profissionais de sua doença.

Art. 42- Praticar ou indicar atos médicos desnecessários ou proibidos pela legislação do País.

Art. 43- Descumprir legislação específica nos casos de transplantes de órgãos ou tecidos, esterilização, fecundação artificial e abortamento.

Art. 44- Deixar de colaborar com as autoridades sanitárias ou infringir a legislação pertinente.

Art. 45- Deixar de cumprir, sem justificativa, as normas emanadas dos Conselhos Federal e Regionais de Medicina e de atender às suas requisições administrativas, intimações ou notificações, no prazo determinado.

Capítulo IV

DIREITOS HUMANOS

É vedado ao médico:

Art. 46- Efetuar qualquer procedimento médico sem o esclarecimento e o consentimento prévios do paciente ou de seu responsável legal, salvo em iminente perigo de vida.

Art. 47- Discriminar o ser humano de qualquer forma ou sob qualquer pretexto.

Art. 48- Exercer sua autoridade de maneira a limitar o direito do paciente de decidir livremente sobre a sua pessoa ou seu bem-estar.

Art. 49- Participar da prática de tortura ou outras formas de procedimento degradantes, desumanas ou cruéis, ser coniventes com tais práticas ou não as denunciar quando delas tiver conhecimento.

Art. 50- Fornecer meios, instrumentos, substâncias ou conhecimentos que facilitem a prática de tortura ou outras formas de procedimento degradantes, desumanas ou cruéis, em relação à pessoa.

Art. 51- Alimentar compulsoriamente qualquer pessoa em greve de fome que for considerada capaz, física e mentalmente, de fazer juízo perfeito das possíveis conseqüências de sua atitude. Em tais casos, deve o médico fazê-la ciente das prováveis complicações do jejum prolongado e, na hipótese de perigo de vida iminente, tratá-la.

Art. 52- Usar qualquer processo que possa alterar a personalidade ou a consciência da pessoa, com a finalidade de diminuir sua resistência física ou mental em investigação policial ou de qualquer outra natureza.

Art. 53- Desrespeitar o interesse e a integridade do paciente, ao exercer a profissão em qualquer instituição na qual o mesmo esteja recolhido independentemente da própria vontade.

Parágrafo Único: Ocorrendo quaisquer atos lesivos à personalidade e à saúde física ou psíquica dos pacientes a ele confiados, o médico está obrigado a denunciar o fato à autoridade competente e ao Conselho Regional de Medicina.

Art. 54- Fornecer meio, instrumento, substância, conhecimentos, ou participar, de qualquer maneira, na execução de pena de morte.

Art. 55- Usar da profissão para corromper os costumes, cometer ou favorecer crime.

135

Capítulo V
RELAÇÃO COM PACIENTES E FAMILIARES

É vedado ao médico:

Art. 56- Desrespeitar o direito do paciente de decidir livremente sobre a execução de práticas diagnósticas ou terapêuticas, salvo em caso de iminente perigo de vida.

Art. 57- Deixar de utilizar todos os meios disponíveis de diagnóstico e tratamento a seu alcance em favor do paciente.

Art. 58- Deixar de atender paciente que procure seus cuidados profissionais em caso de urgência, quando não haja outro médico ou serviço médico em condição de fazê-lo.

Art. 59- Deixar de informar ao paciente o diagnóstico, o prognóstico, os riscos e objetivos do tratamento, salvo quando a comunicação direta ao mesmo possa provocar-lhe dano, devendo, nesse caso, a comunicação ser feita ao seu responsável legal.

Art. 60- Exagerar a gravidade do diagnóstico ou prognóstico, complicar a terapêutica, ou exceder-se no número de visitas, consultas ou quaisquer outros procedimentos médicos.

Art. 61- Abandonar paciente sob seus cuidados.

§ 1º- Ocorrendo fatos que, a seu critério, prejudiquem o bom relacionamento com o paciente ou o pleno desempenho profissional, o médico tem o direito de renunciar ao atendimento, desde que comunique previamente ao paciente ou seu responsável legal, assegurando-se da continuidade dos cuidados e fornecendo todas as informações necessárias ao médico que lhe suceder.

§ 2º- Salvo por justa causa, comunicada ao paciente ou a seus familiares, o médico não pode abandonar o paciente por ser este portador de moléstia crônica ou incurável, mas deve continuar a assisti-lo ainda que apenas para mitigar o sofrimento físico ou psíquico.

Art. 62- Prescrever tratamento ou outros procedimentos sem exame direto do paciente, salvo em casos de urgência e impossibilidade comprovada de realizá-lo, devendo, nesse caso, fazê-lo imediatamente cessado o impedimento.

Art. 63- Desrespeitar o pudor de qualquer pessoa sob seus cuidados profissionais.

Art. 64- Opor-se à realização de conferência m é d i c a s o - l i c i t a da pelo paciente ou seu responsável legal.

Art. 65- Aproveitar-se de situações decorrentes da relação médico-paciente para obter vantagem física, emocional, financeira ou política.

Art. 66- Utilizar, em qualquer caso, meios destinados a abreviar a vida do paciente, ainda que a pedido deste ou de seu responsável legal.

Art. 67- Desrespeitar o direito do paciente de decidir livremente sobre método contraceptivo ou conceptivo, devendo o médico sempre esclarecer sobre a indicação, a segurança, a reversibilidade e o risco de cada método.

Art. 68- Praticar fecundação artificial sem que os participantes estejam de inteiro acordo e devidamente esclarecidos sobre o procedimento.

Art. 69- Deixar de elaborar prontuário médico para cada paciente.

Art. 70- Negar ao paciente acesso a seu prontuário médico, ficha clínica ou similar, bem como deixar de dar explicações necessárias à sua compreensão, salvo quando ocasionar riscos para o paciente ou para terceiros.

Art. 71- Deixar de fornecer laudo médico ao paciente, quando do encaminhamento ou transferência para fins de continuidade do tratamento, ou na alta, se solicitado.

Capítulo VI

DOAÇÃO E TRANSPLANTE DE ÓRGÃOS E TECIDOS

É vedado ao médico:

Art. 72- Participar do processo de diagnóstico da morte ou da decisão de suspensão dos meios artificiais de prolongamento da vida de possível doador, quando pertencente à equipe de transplante.

Art. 73- Deixar em caso de transplante, de explicar ao doador ou seu responsável legal e ao receptor, ou seu responsável legal, em termos compreensíveis, os riscos de exames, cirurgias ou outros procedimentos.

Art. 74- Retirar órgão de doador vivo quando interdito ou incapaz, mesmo com autorização de sua responsável legal.

Art. 75- Participar direta ou indiretamente da comercialização de órgãos ou tecidos humanos.

Capítulo VII

RELAÇÕES ENTRE MÉDICOS

É vedado ao médico:

Art. 76- Servir-se de sua posição hierárquica para impedir, por motivo econômico, político, ideológico ou qualquer outro, que médico utilize as instalações e demais recursos da instituição sob sua direção, particularmente quando se trate da única existente na localidade.

Art. 77- Assumir emprego, cargo ou função, sucedendo a médico demitido ou afastado em represália a atitude de defesa de movimentos legítimos da categoria ou da aplicação deste Código.

Art. 78- Posicionar-se contrariamente a movimentos legítimos da categoria médica, com a finalidade de obter vantagens.

Art. 79- Acobertar erro ou conduta antiética de médico.

Art. 80-Praticar concorrência desleal com outro médico.

Art. 81- Alterar prescrição ou tratamento de paciente, determinado por outro médico, mesmo quando investido em função de chefia ou de auditoria, salvo em situação de indiscutível conveniência para o paciente, devendo comunicar imediatamente o fato ao médico responsável.

Art. 82- Deixar de encaminhar de volta ao médico assistente o paciente que lhe foi enviado para procedimento especializado, devendo, na ocasião, fornecer-lhe as devidas informações sobre o ocorrido no período em que se responsabilizou pelo paciente.

Art. 83- Deixar de fornecer a outro médico informações sobre o quadro clínico de paciente, desde que autorizado por esse ou seu responsável legal.

Art. 84- Deixar de informar ao substituto o quadro clínico dos pacientes sob sua responsabilidade, ao ser substituído no final do turno de trabalho.

Art. 85- Utilizar-se de sua posição hierárquica para impedir que seus subordinados atuem dentro dos princípios éticos.

Capítulo VIII
REMUNERAÇÃO PROFISSIONAL

É vedado ao médico:

Art. 86- Receber remuneração pela prestação de serviços profissionais a preços vis ou extorsivos, inclusive através de convênios.

Art. 87- Remunerar ou receber comissão ou vantagens por paciente encaminhado ou recebido, ou por serviços não efetivamente prestados.

Art. 88- Permitir a inclusão de nomes de profissionais que não participaram do ato médico, para efeito de cobrança de honorários.

Art. 89- Deixar de se conduzir com moderação na fixação de seus honorários, devendo considerar as limitações econômicas do paciente, as circunstâncias do atendimento e a prática local.

Art. 90- Deixar de ajustar previamente com o paciente o custo provável dos procedimentos propostos, quando solicitado.

Art. 91- Fimar qualquer contrato de assistência médica que subordine os honorários ao resultado do tratamento ou à cura do paciente.

Art. 92- Explorar o trabalho médico como proprietário, sócio ou dirigente de empresas ou instituições prestadoras de serviços médicos, bem como auferir lucro sobre o trabalho de outro médico, isoladamente ou em equipe.

Art. 93- Agenciar, aliciar ou desviar, por qualquer meio, para clínica particular ou instituições de qualquer natureza, paciente que tenha atendido em virtude de sua função em instituições públicas.

Art. 94- Utilizar-se de instituições públicas para execução de procedimentos médicos em pacientes de sua clínica privada, como forma de obter vantagens pessoais.

Art. 95- Cobrar honorários de paciente assistido em instituição que se destina à prestação de serviços públicos; ou receber remuneração de paciente como complemento de salário ou de honorários.

Art. 96- Reduzir, quando em função de direção ou chefia, a remuneração devida ao médico, utilizando-se de descontos a título de taxa de administração ou quaisquer outros artifícios.

Art. 97- Reter, a qualquer pretexto, remuneração de médicos e outros profissionais.

Art. 98- Exercer a profissão com interação ou dependência, de farmácia, laboratório farmacêutico, ótica ou qualquer organização destinada à fabricação, manipulação ou comercialização de produtos de prescrição médica de qualquer natureza, exceto quando se tratar de exercício da Medicina do Trabalho.

Art. 99- Exercer simultaneamente a Medicina e a Farmácia, bem como obter vantagem pela comercialização de medicamentos, órteses ou próteses, cuja compra decorra de influência direta em virtude da sua atividade profissional.

Art. 100- Deixar de apresentar, separadamente, seus honorários quando no atendimento ao paciente participarem outros profissionais.

Art. 101- Oferecer seus serviços profissionais como prêmio em concurso de qualquer natureza.

Capítulo IX

SEGREDO MÉDICO

É vedado ao médico:

Art. 102- Revelar fato de que tenha conhecimento em virtude do exercício de sua profissão, salvo por justa causa, dever legal ou autorização expressa do paciente.

Parágrafo Único - Permanece essa proibição:

a. Mesmo que o fato seja de conhecimento público ou que o paciente tenha falecido.

b. Quando do depoimento como testemunha. Nesta hipótese o médico comparecerá perante a autoridade e declarará seu impedimento.

Art. 103- Revelar segredo profissional referente a paciente menor de idade, inclusive a seus pais ou responsáveis legais, desde que o menor tenha capacidade de avaliar seu problema e de conduzir-se por seus próprios meios para solucioná-los, salvo quando a não revelação possa acarretar danos ao paciente.

Art. 104- Fazer referência a casos clínicos identificáveis, exibir pacientes ou seus retratos em anúncios profissionais ou na divulgação de assuntos médicos em programas de rádio, televisão ou cinema e em artigos, entrevistas ou reportagens em jornais, revistas ou outras publicações leigas.

Art. 105- Revelar informações confidenciais obtidas quando do exame médico de trabalhadores inclusive por exigência dos dirigentes de empresas ou instituições, salvo se o silêncio puser em risco a saúde dos empregados ou da comunidade.

Art. 106- Prestar a empresas seguradoras qualquer informação sobre as circunstâncias da morte de paciente seu, além daquelas contidas no próprio atestado de óbito, salvo por expressa autorização do responsável legal ou sucessor.

Art. 107- Deixar de orientar seus auxiliares e de zelar para que respeitem o segredo profissional a que estão obrigados por lei.

Art. 108- Facilitar manuseio e conhecimento dos prontuários, papeletas e demais folhas de observações médicas sujeitas ao segredo profissional, por pessoas não obrigadas ao mesmo compromisso.

Art. 109- Deixar de guardar o segredo profissional na cobrança de honorários por meio judicial ou extrajudicial.

Capítulo X
ATESTADO E BOLETIM MÉDICO

É vedado ao médico:

Art. 110- Fornecer atestado sem ter praticado o ato profissional que o justifique, ou que não corresponda à verdade.

Art. 111- Utilizar-se do ato de atestar como forma de angariar clientela.

Art. 112- Deixar de atestar atos executados no exercício profissional, quando solicitado pelo paciente ou seu responsável legal.

Parágrafo Único - O atestado médico é parte integrante do ato ou tratamento médico, sendo o seu fornecimento direito inquestionável do paciente, não importando em qualquer majoração dos honorários.

Art. 113- Utilizar-se de formulários de instituições públicas para atestar fatos verificados em clínica privada.

Art. 114- Atestar óbito quando não o tenha verificado pessoalmente, ou quando não tenha prestado assistência ao paciente, salvo, no último caso, se o fizer como plantonista, médico substituto, ou em caso de necropsia e verificação médico-legal.

Art. 115- Deixar de atestar óbito de paciente ao qual vinha prestando assistência, exceto quando houver indícios de morte violenta.

Art. 116- Expedir boletim médico falso ou tendencioso.

Art. 117- Elaborar ou divulgar boletim médico que revele o diagnóstico, prognóstico ou terapêutica, sem a expressa autorização do paciente ou de seu responsável legal.

Capítulo XI
PERÍCIA MÉDICA

É vedado ao médico:

Art. 118- Deixar de atuar com absoluta isenção quando designado para servir como perito ou auditor, assim como ultrapassar os limites das suas atribuições e competência.

Art. 119- Assinar laudos periciais ou de verificação médicolegal, quando não o tenha realizado, ou participado pessoalmente do exame.

Art. 120-Ser perito de paciente seu, de pessoa de sua família ou de qualquer pessoa com a qual tenha relações capazes de influir em seu trabalho.

Art. 121- Intervir, quando em função de auditor ou perito, nos atos profissionais de outro médico, ou fazer qualquer apreciação em presença do examinado, reservando suas observações para o relatório.

Capítulo XII
PESQUISA MÉDICA

É vedado ao médico:

Art. 122- Participar de qualquer tipo de experiência no ser humano com fins bélicos, políticos, raciais ou eugênicos.

Art. 123- Realizar pesquisa em ser humano, sem que este tenha dado consentimento por escrito, após devidamente esclarecido, sobre a natureza e a conseqüência da pesquisa.

Parágrafo Único - Caso o paciente não tenha condições de dar seu livre consentimento, a pesquisa somente poderá ser realizada, em seu próprio benefício, após expressa autorização de seu responsável legal.

Art. 124- Usar experimentalmente qualquer tipo de terapêutica ainda não liberada para uso no País, sem a devida autorização dos órgãos competentes e sem consentimento do paciente ou de seu responsável legal, devidamente informados da situação e das possíveis conseqüências.

Art. 125- Promover pesquisa médica na comunidade sem o conhecimento dessa coletividade e sem que o objetivo seja a proteção da saúde pública, respeitada as caraterísticas locais.

Art. 126-Obter vantagens pessoais, ter qualquer interesse comercial ou renunciar à sua independência profissional em relação a financiadores de pesquisa médica da qual participe.

Art. 127-Realizar pesquisa médica em ser humano sem submeter o protocolo a aprovação e acompanhamento de comissão isente de qualquer dependência em relação ao pesquisador.

Art. 128-Realizar pesquisa médica em voluntários, sadios ou não, que tenham direta ou indiretamente dependência ou subordinação relativamente ao pesquisador.

Art. 129-Executar ou participar de pesquisa médica em que haja necessidade de suspender ou deixar de usar terapêutica consagrada e, com isso, prejudicar o paciente.

Art. 130-Realizar experiências com novos tratamentos clínicos ou cirúrgicos em paciente com afecção incurável ou terminal sem que haja esperança razoável de utilidade para o mesmo, não lhe impondo sofrimentos adicionais.

Capítulo XIII
PUBLICIDADE E TRABALHOS CIENTÍFICOS

É vedado ao médico:

Art. 131-Permitir que sua participação, na divulgação de assuntos médicos, em qualquer veículo de comunicação de massa, deixe de ter caráter exclusivamente de esclarecimento e educação da coletividade.

Art. 132-Divulgar informações sobre assunto médico de forma sensacionalista, promocional ou de conteúdo inverídico.

Art. 133-Divulgar, fora do meio científico, processo de tratamento ou descoberta cujo valor ainda não esteja expressamente reconhecido por órgão competente.

Art. 134-Dar consulta, diagnóstico ou prescrição, por intermédio de qualquer veículo de comunicação de massa.

Art. 135-Anunciar títulos científicos que não possa comprovar ou especialidade para a qual não esteja qualificado.

Art. 136-Participar de anúncios de empresas comerciais de qualquer natureza, valendo-se de sua profissão.

Art. 137-Publicar em seu nome trabalho científico do qual não tenha participado; atribuir-se autoria exclusiva de trabalho realizado por seus subordinados ou outros profissionais, mesmo quando executados sob sua orientação.

Art. 138-Utilizar-se, sem referência ao autor ou sem a sua autorização expressa, de dados, informações, ou opiniões ainda não publicados.

Art. 139-Apresentar como originais quaisquer idéias, descobertas ou ilustrações que na realidade não o sejam.

Art. 140-Falsear dados estatísticos ou deturpar sua interpretação científica.

Capítulo XIV

DISPOSIÇÕES GERAIS

Art. 141-O médico portador de doença incapacitante para o exercício da Medicina, apurada pelo Conselho Regional de Medicina em procedimento administrativo com perícia médica, terá seu registro suspenso enquanto perdurar sua incapacidade.

Art. 142-O médico está obrigado a acatar e respeitar os

145

Acórdãos e Resoluções dos Conselhos Federal e Regionais de Medicina.

Art. 143-O Conselho Federal de Medicina, ouvidos os Conselhos Regionais de Medicina e a categoria médica, promoverá a revisão e a atualização do presente Código, quando necessárias.

Art. 144-As omissões deste Código serão sanadas pelo Conselho Federal de Medicina.

Art. 145-O presente Código entra em vigor na data de sua publicação e revoga o Código de Ética Médica (DOU de 11/01/ 65), o Código Brasileiro de Deontologia Médica (Resolução C.F.M. nº 1.154 de 13/04/84) e demais disposições em contrário.

REFERÊNCIAS BIBLIOGRÁFICAS

ALEXANDER, Franz G.; SELESNICK, Sheldon T. *História da Psiquiatria: uma avaliação do pensamento e da prática psiquiátrica desde os tempos primitivos até o presente.* São Paulo: Ibrasa, 1980.

ARIÈS, Philippe. *A história da morte no Ocidente.* Rio de Janeiro: Francisco Alves, 1977.

BALINT, Michael. *O médico, seu paciente e a doença.* São Paulo: Atheneu, 1988.

BECKER, Ernest. *A negação da morte.* Rio de Janeiro: Nova Fronteira, 1976.

BIRO, David. *One hundred days: my unexpected journey from doctor to patient.* Nova York: Pantheon, 2000.

BOTSARIS, Alex. *Sem anestesia: o desabafo de um médico.* Rio de Janeiro: Objetiva, 2001.

CARRELL, Alexis. *O homem, esse desconhecido.* Porto: Educação Nacional, 1936.

COMTE-SPONVILLE, André. *Bom-dia, angústia.* São Paulo: Martins Fontes, 1997.

D'AMBROSIO, Ubiratan. *Transdisciplinaridade.* São Paulo: Palas Athena, 1997.

DASTUR, Françoise. *A morte – ensaio sobre a finitude.* Rio de Janeiro: Difel, 2002.

EISELEY, Loren. "Órfãos cósmicos". In: *O tesouro da Enciclopédia Britânica.* Rio de Janeiro: Nova Fronteira, 1994.

FREYRE, Gilberto. *Médicos, doentes e contexto social.* Rio de Janeiro: Globo, 1983.

GALENO. "On the natural faculties". In: *Great books.* Londres: Encyclopaedia Britannica, 1952.

_____. In: *Dictionary of the history of ideas.* Nova York: Charles Scribner's Sons, 1974.

GORDON, Richard. *A assustadora história da medicina.* Rio de Janeiro: Ediouro, 1996.

GOULD, Stephen Jay. *Darwin e os grandes enigmas da vida.* São Paulo: Martins Fontes, 1987.

GROOPMAN, Jerome. *Second opinions:* stories of intuition and choice in the changing world of medicine. Nova York: Viking, 2000.

HIPÓCRATES. "Hippocratic writings". In: *Great books.* Londres: Encyclopaedia Britannica, 1952.

JERGER, Joseph A. *Doutor, aqui está o seu chapéu – autobiografia de um médico de família.* Rio de Janeiro: José Olympio, 1939.

KUEBLER-ROSS, Elisabeth. *Morte – estágio final da evolução.* Rio de Janeiro: Record, 1996.

LEPARGNEUR, Hubert (1). *O doente, a doença e a morte.* Campinas: Papirus, 1987.

_____ (2). (org.) *O enfermo – perspectivas pastorais.* São Paulo: Cedas, 1987.

LYONS, Albert S.; PETRUCELLI, R. Joseph. *História da medicina.* São Paulo: Manole, 1997.

MEHL, Roger. *Le vieillissement et la mort.* Paris: PUF, 1956.

MELEIRO, Alexandrina M. da Silva. *O médico como paciente.* São Paulo: Lemos, 1999.

MILES, Agnes. *O doente mental na sociedade contemporânea.* Rio de Janeiro: Zahar, 1982.

MIRANDA, Clara Feldman de. *Atendendo o paciente.* Belo Horizonte: Crescer, 1996.

MORRIS, Desmond. *O macaco nu.* Rio de Janeiro: Record, 1967.

PARACELSO. *A chave da alquimia.* São Paulo: Editora Três, 1973.

POTTER, Van Renseelaer. *Bioethics: a bridge to the future.* Englewood Cliffs: Prentice-Hall, 1971.

REMEN, Rachel Naomi. *O paciente como ser humano.* São Paulo: Summus, 1993.

SENISE, Nelson. *Medicina prostituída.* Rio de Janeiro: Record, 1990.

TÄHKÄ, Veikko. *O relacionamento médico/paciente.* Porto Alegre: Artes Médicas, 1988.

WRIGHT, Robert. *O animal moral.* Rio de Janeiro: Campus, 1996.

SOBRE O AUTOR

J. C. Ismael começou no jornalismo em 1954 como repórter e crítico de cinema em jornais da cidade paulista de São José do Rio Preto. Formado em direito, foi crítico de cinema do jornal *O Estado de S. Paulo* e colaborador do Suplemento Literário, dos que o sucederam e do Caderno 2, todos daquele jornal. Foi ainda colaborador da *Folha de S. Paulo* (Ilustrada), da revista *IstoÉ* e do *Jornal da Tarde* (Caderno de Sábado), sempre na área da cultura, tendo publicado cerca de quinhentos artigos, entre resenhas de livros, entrevistas e ensaios. Em 1968 produziu e dirigiu o documentário *Um dia na velhice*, e entre 1978 e 1981 produziu curtas-metragens sobre artes plásticas, inclusive o único existente sobre a obra do pintor Samson Flexor. Editor de antologias de poesias de William Blake e John Donne, é autor de *Cinema e circunstância* (Buriti, 1963), *Thomas Merton, o apóstolo da compaixão* (T.A. Queiroz, 1984), *Alan Watts — A sagração do caminho* (T. A. Queiroz, 1988), *Iniciação ao misticismo cristão* (Record/ Nova Era, 1998) e de um ensaio da coletânea *Visões do novo milênio* (Mercuryo, 1999).

jcismael @ ig.com.br

IMPRESSO NA
sumago gráfica editorial ltda
rua itauna, 789 vila maria
02111-031 são paulo sp
telefax 11 **6955 5636**
sumago@terra.com.br

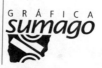

— — — — — — — — — dobre aqui — — — — — — — — — — —

ISR 40-2146/83
UPAC CENTRAL
DR/São Paulo

CARTA RESPOSTA
NÃO É NECESSÁRIO SELAR

O selo será pago por

SUMMUS EDITORIAL

05999-999 São Paulo-SP

— — — — — — — — — — dobre aqui — — — — — — — — — — —

mg
MG EDITORES

O MÉDICO E O PACIENTE

CADASTRO PARA MALA-DIRETA

Recorte ou reproduza esta ficha de cadastro, envie completamente preenchida por correio ou fax,
e receba informações atualizadas sobre nossos livros.

Nome:_____ Empresa:_____

Endereço:☐ Res. ☐ Coml._____ Bairro:_____

CEP:_____-_____ Cidade:_____ Estado:_____ Tel.: (   )_____

Fax: (   )_____ E-mail:_____ Data de nascimento:_____

Profissão:_____ Professor? ☐ Sim ☐ Não Disciplina:_____

1. Você compra livros:

☐ Livrarias   ☐ Feiras
☐ Telefone   ☐ Correios
☐ Internet   ☐ Outros. Especificar:_____

2. Onde você comprou este livro?

_____

3. Você busca informações para adquirir livros:

☐ Jornais   ☐ Amigos
☐ Revistas   ☐ Internet
☐ Professores   ☐ Outros. Especificar:_____

4. Áreas de interesse:

☐ Psicologia   ☐ Corpo/Saúde
☐ Comportamento   ☐ Alimentação
☐ Educação   ☐ Teatro
☐ Outros. Especiiicar:_____

5. Nestas áreas, alguma sugestão para novos títulos?

_____
_____

6. Gostaria de receber o catálogo da editora? ☐ Sim ☐ Não

cole aqui

Indique um amigo que gostaria de receber a nossa mala-direta

Nome:_____ Empresa:_____

Endereço: ☐ Res. ☐ Coml. _____ Bairro:_____

CEP:_____-_____ Cidade:_____ Estado:_____ Tel.: (   )_____

Fax: (   )_____ E-mail:_____ Data de nascimento:_____

Profissão:_____ Professor? ☐ Sim ☐ Não Disciplina:_____

MG Editores

Rua Itapicuru, 613 Conj. 72 05006-000 São Paulo - SP Brasil Tel (11) 3872-3322 Fax (11) 3872 7476
internet: http://www.mgeditores.com.br   e-mail: mg@mgeditores.com.br